· 常见病百家百方丛书 ·

中华中医药学会科普分会组织编写

总主编　温长路

冠心病百家百方

汤晓龙　编著

U0334948

中国中医药出版社

· 北京 ·

图书在版编目（CIP）数据

冠心病百家百方/汤晓龙编著. —2版. —北京：
中国中医药出版社，2018.10
（常见病百家百方丛书）
ISBN 978 - 7 - 5132 - 5084 - 9

Ⅰ.①冠… Ⅱ.①汤… Ⅲ.①冠心病 - 验方 - 汇编
Ⅳ.①R289.5

中国版本图书馆 CIP 数据核字（2018）第 149554 号

中国中医药出版社出版
北京市朝阳区北三环东路 28 号易亨大厦 16 层
邮政编码　100013
传真　010 - 64405750
三河市同力彩印有限公司印刷
各地新华书店经销

开本 880×1230　1/32　印张 9　字数 200 千字
2018 年 10 月第 2 版　2018 年 10 月第 1 次印刷
书号　ISBN 978 - 7 - 5132 - 5084 - 9

定价　29.80 元
网址　www.cptcm.com

社 长 热 线　010 - 64405720
购 书 热 线　010 - 89535836
维 权 打 假　010 - 64405753

微信服务号　zgzyycbs
微商城网址　https://kdt.im/LIdUGr
官 方 微 博　http://e.weibo.com/cptcm
天猫旗舰店网址　https://zgzyycbs.tmall.com

如有印装质量问题请与本社出版部联系（010 - 64405510）

《常见病百家百方丛书》

编委会

总　序

　　理、法、方、药，是支撑中医药学的四大支柱，彰显出中医药学的特征，构成了中医药学的全部。清代学者纳兰性德有"以一药遍治众病之谓道，以众药合治一病之谓医"的高论（《渌水亭杂识·卷四》），说的既有药与方的关系，也有方与治的关系，而在其间起到维系作用的就是方。历史告诉人们，保存于中医药典籍中的的秘方、验方竟多达30余万首，有详细记载的就有6万首之多。自中医药学祖本《黄帝内经》的13方始，到被称为"方书之祖"张仲景《伤寒杂病论》的113方，中医方剂学已经由雏形逐渐成就了强势的根基，为之后的完善和发展打下了可靠的基础。透过晋代《肘后方》，唐代《千金要方》和《千金翼方》，宋代《太平圣惠方》、《太平惠民和剂局方》、《圣济总录》，明代《普济方》、《古今医通》、《证治准绳》，清代《医宗金鉴》、《医部全录》等典籍中留下的历史记忆，清晰可见中医方剂学不断丰满、壮大的不凡轨迹。1998年上海科学技术文献出版社出版的《中华医方精选辞典》，共收入"具有临床使用价值或有开发利用前途"的方剂20773首（该书《前言》），反映了现代人对处方认识和应用上的巨大成就。这些处方中，有许多经过千锤百炼，至今仍一直在临床上发挥着作用，堪称为中医的"镇家之宝"。如果加上今人在继承前人基础上的大量发挥、创造、出新，中医的处方的确是难以准确计数了。

在中医治疗中，一病多方、一方多用是普遍存在的现象，这正是中医学辨证论治这一活的灵魂的体现。中医学家们认真体察、总结异病同治、同病异治的内涵和规律，因人而论，因时而变，因地而异，把灵活思维、灵活选药、灵活拟方、灵活作战的法器应用到了淋漓尽致的程度，充分展示了中医药文化的广袤属性和中医药人的聪明智慧。俗话有"条条道路通北京"之说，不同的方、不同的治，可以达到相同的目的，理一也。这个理，就是中医学的基本原理、基本法则。我们推出的《常见病百家百方丛书》，是对这一原理的具体效法，是汇集古今众多医家的经验，从不同的角度、侧面，不同的思维方法对中医原理的另一种方式的诠释。书名中的"百方"，是个约数，实际上是百首左右的意思。这些处方中，既有来自先贤们的经典方，也有现代医家们的经验方，都是有据可查的。对于处方的出处，引文后都有明确的注明，以表示对原作者、编者、出版者劳动成果的尊重。这里，还要向他们表示衷心的感谢！

《常见病百家百方丛书》，是由国内有经验的专家撰写的。体例统一于以病为单位——一病一书，以方为论据——一病多方的写法，分为"上篇概说"与"下篇百家验方"两部分进行比较系统的表述。概说部分的撰写原则是画龙点睛，点到为止，内容包括疾病的历史源流、病因病机、治疗方法、名家的认识和作者的独特见解等；百家验方部分的撰写原则是深层开掘，广征博引，围绕古今医家治疗该病的验方，选精萃华，明理致用，内容包括方源、药物组成、方义及治疗效果等。选录的病案，有的是典型的"验案"，有的是相关"疗效"方式的综述。给每一首处方"戴上帽子"、加上按语，是本书的特点之一，反映出作者对某病、某方的独特认识和对一些问题的探讨性思考，以及对一些注意事项的说明，内容都是对读者有提示和启迪作用的。

中医药学的发展，始终是与人类的健康需求同步的。如今，中医收治的病种数目已达9213种，基本覆盖了医学的各个科系领域，尤其是在疑难性疾病、慢性疾病、老年性疾病、身心疾病、心血管疾病、肝炎、肿瘤、不明原因性疾病等方面显示出独特的疗效。在对待传染性甲型肝炎、流行性乙型脑炎、流行性出血热、甲型流行性感冒和艾滋病等重大疾病的防治上，也取得了举世瞩目的进展。在疾病谱变化迅速，新的病种不断出现，疾病的不可预知性与医学科学认知的局限性无法对应的今天，中医药如何在保持优势的基础上创新理念、创新手段，做到与时俱进、与病俱进，更有效地服务于人民的健康需求，是时代赋予我们的使命和重托。有数字显示，目前我国高血压病的患病总人数约为1.6亿～2亿人，脂肪肝1.3亿人，乙型肝炎感染者1.4亿人（其中慢性乙肝患者有3000万人），糖尿病患者8000万人，血脂异常者1.6亿人。心脑血管病呈逐年上升之势，每年死亡的人数达200多万人；恶性肿瘤的发病呈年轻化趋势，每年新增的人数有160万人，死亡人数都在140万人以上……这既是整个科学领域的挑战和机遇，也是中医学的挑战和机遇，督促人们去选择、去作为。

基于此，《常见病百家百方丛书》既要选择普遍威胁人类生存，属于中医治疗强项的"慢病"，也要选择新生活状态下不停出现的新病种，属于中医大有作为的"时兴病"，还要选择严重威胁人类健康的重大疾病，属于中医潜能巨大的急重症，作为普及宣传的对象，以便为民众提供实用、有效的防病治病指导。第一批入选的 10 本书，重点从常见病、多发病出发，首先瞄准第一类慢病中的感冒、咳嗽、慢性胃炎、湿疹、痔病和第二类时兴病中的高脂血症、冠心病、乙肝、痛风、痤疮等。至于属于第三类的急重症，因涉及的治疗方法、手段相对比较复杂，将在以后的选题中专门予以安排。

当前，我国正处于医疗制度改革的关键阶段，实践中表现出的医改与中医药的亲和性更加凸显。中医药简便效廉的特点和人们对中医药的特殊感情，为中医药提供了更能施展才华的广阔舞台。调查显示，全国城乡居民中有 90% 以上的人表示愿意接受中医治疗，中医医疗服务的需求量已占据整个卫生服务需求量的 1/3 以上，中医药已成为我国人民防病、治病不可或缺的重要力量。人民的健康生存需要中医，民族的强大昌盛需要中医，国家的发展富强需要中医。但愿《常见病百家百方丛书》能给大众的防病治病带来一丝暖意，为人民的健康事业带来帮助。

2012 年 6 月

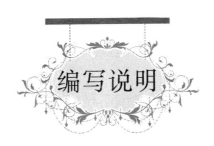

编写说明

　　冠心病，即冠状动脉性心脏病，是一种最常见的心脏病，与高血压、高脂血症、高黏血症、糖尿病、内分泌功能低下及年龄大等因素有关，此外，也与吸烟、酗酒、肥胖、久坐、生活方式、遗传及环境因素有关。冠心病为中老年人的常见病和多发病，但随着现代生活水平的提高和工作压力的增强，该病有逐渐年轻化的趋势，成为现代危害人类身体健康和生命安危的重大杀手之一。

　　现代大量的临床研究表明，中医中药对冠心病的防治有着显著的疗效。本书分"总论"和"各论"两部分，总论为概说，包括中医学及现代医学对冠心病的认识，古今名家论治冠心病的要领与经验，冠心病的预防、护理及保健养生。各论精选了一百首治疗冠心病行之有效的中医验方，每个验方包括方源、药物组成、功效、验案或疗效、按语，验案包括病史、辨证论治经过及复诊情况等，按语则重点指出医案及验方的精要之处，揭示医家独特的学术思想、诊疗疾病的思路和遣方用药的特色。从而为广大基层中医医务工作者和中医爱好者提供启迪和帮助，以提高临床疗效。

本书各论所收集的验方、医案等主要选自医案、医话、医家经验选编等著作，以及国内主要中医药学术期刊，文献来源及整理者均详列于相应文字之后。为方便临床使用，已将古方药物剂量换算成了当今临床常规用量。为了保持医案的真实性，所录医案基本保持原貌，对修饰语及某些字词做了少数删节或改动，对于较长的医案，选取了重点内容，敬请原作者见谅。在此，也对验方、医案原作者的辛勤劳动及智慧结晶表示衷心的感谢和敬意！

本书适用于中西医临床人员、中医药科研人员、高等医药院校学生等，特别适用于基层医务人员及广大的冠心病患者参考。中医治病强调辨证施治，切忌按图索骥，故对书中方药请一定在专业中医师的指导下使用。

因编者水平有限，实践经验不足，书中错误和不足在所难免，恳请广大读者批评指正，以便再版时修正。

编　者

2012 年 6 月

目　录

上　篇　概　说

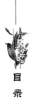

目录

3

目录

上 篇

概 说

　　本部分主要包括中医学及现代医学对冠心病的认识，古今名家论治冠心病的要领与经验，冠心病的预防、护理及保健养生等内容。

中医学对冠心病的认识

冠心病相当于中医学中"胸痹"、"心痛"、"心痹"等病证范畴。

一、中医病名

"胸痹"、"心痛"、"心痹"病名均首见于《黄帝内经》。《灵枢·本脏》云:"肺大则多饮,善病胸痹。"《素问·标本病传论》曰:"心病先心痛。"《素问·至真要大论》曰:"寒淫所胜,血变脉中……民病厥心痛。"《灵枢·厥病》中还把厥心痛分为肾心痛、肝心痛、肺心痛、脾心痛、胃心痛 5 种,而将病情严重,易迅速死亡者,称之为"真心痛"。"心痹"病名见于《素问·痹论》:"心痹者,脉不通,烦则心下鼓,暴上气而喘,嗌干善噫,厥气上则恐。"

二、发展源流

1. 早期认识阶段——先秦时期

先秦时期,已经认识到冠心病的发病与外感六淫、痰饮、气血瘀阻等有关。如《素问·至真要大论》曰:"寒淫所胜,则寒气反至,水且冰,血变于中……民病厥心痛","少阳在泉……主胜则热,反上行而客于心,心痛发热"。《难经》中

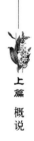

有"其五脏气相干，名厥心痛"之记载，指出心痛的病因病机为气血逆乱。

这一时期，还详细描述了冠心病的临床症状及预后等，《素问·脏气法时论》云："心病者，胸中痛，胁支满，胁下痛，膺背肩胛间痛，两臂内痛。"《灵枢·厥病》篇中还详细论述肾心痛、肝心痛、肺心痛、脾心痛、胃心痛5种心痛的不同证候表现，"厥心痛，与背相控，善瘛，如从后触其心，伛偻者，肾心痛也……腹胀胸满，心尤痛甚，胃心痛也……痛如以锥针刺其心，心痛甚者，脾心痛也……色苍苍如死状，终日不得太息，肝心痛也……卧若徒居，心痛间，动则痛益甚，色不变，肺心痛也。"又指出"真心痛，手足青至节，心痛甚，旦发夕死，夕发旦死"。

2. 经验积累阶段——汉晋隋唐时期

东汉时期，张仲景在《金匮要略》中，将胸痹、心痛合而言之，认为胸痹、心痛之轻者，仅"胸中气塞、短气"，而重者则可出现"胸背痛"，甚至"心痛彻背，背痛彻心"等症状。在病机上仲景以"阳微阴弦"进行概括，如《金匮要略·胸痹心痛短气病脉证治》曰："夫脉当取太过不及，阳微阴弦，即胸痹而痛，所以然者，责其极虚也。今阳虚知在上焦，所以胸痹心痛者，以其阴弦故也。"认为上焦胸阳不足、浊阴上乘、痹阻胸中、本虚标实是发病的关键，并提出了宣痹通阳、豁痰开结、通阳化饮、理气行痹、补虚行痹、温阳逐寒等一系列之有效的治法与方药，如《金匮要略·胸痹心痛短气病脉证治》又曰："胸痹之病，喘息咳唾，胸背痛，短气……瓜蒌薤白白酒汤主之。"及"胸痹不得卧，心痛彻背者，瓜蒌薤白半夏汤主之。"还曰:"心痛彻背,背痛彻心,乌头赤石脂丸主之。"为胸痹心痛的辨证论治奠定了基础。

隋唐时期,对于冠心病的病因病机及证候描述都取得了较大的成就,巢元方的《诸病源候论》中详细论述了心痛候、久心腹痛候、心痛多唾候、心痛不能饮食候等证,如《诸病源候论·咽喉心胸病诸候·心痹候》中曰:"思虑烦多则损心,心虚故邪乘之,邪积而不去,则时害饮食,心里愊愊如满,蕴蕴而痛,是谓之心痹",指出了冠心病的病因病机为思虑损心、心虚邪乘而致。唐·孙思邈在《千金要方》和《千金翼方》中不仅列举了心痛的证候表现,而且在针灸治疗心痛方面积累了丰富的经验,如"心痛如锥刀刺气结,灸膈俞七壮","心痛如针锥,刺然谷及太溪主之"等。唐代的《外台秘要》中记载了治疗卒心痛用"气力伽丸方",宋代的《太平惠民和剂局方》载有苏合香丸,而现代治疗冠心病的"冠心苏合香丸"就是据此研制出来的。

3. 全面发展阶段——宋金元时期

宋金元时期,有关本病的论述则更为丰富。《圣济总录》认为"胸痛者,胸痹痛之类也。此由体虚挟风,又遇寒气加之。则胸膺两乳间刺痛,甚则引背胛,或彻背膂,咳唾引痛是也",指出冠心病的心绞痛症状不仅局限于胸部,甚则放射至肩背部;又曰:"心痛诸候,皆由邪气客于心主之脉……其候不一,有寒气卒客于脏腑,发卒痛者;有阳虚阴厥,痛引喉者;有心背相引……有急痛如针锥者",指出"中脏既虚,邪气客之,痞而不散,宜通而塞,故为痛也"是胸痹心痛发病的主要病机。《太平圣惠方》在前人的基础上,收集了治疗本

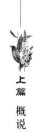

病的大量方剂，分别列于"治卒心痛诸方"、"治久心痛诸方"、"治胸痹诸方"等篇章中，为后世治疗冠心病积累了大量资料。陈无择在《三因极一病证方论》中指出："脏气不平，喜怒忧郁"是本病发生的主要病因，而刘完素则提出："诸心痛者，皆少阴厥气上冲也"，认为心肾之气冲逆是其主要病机，上述论述均对本病的治疗有一定的指导意义。

4. 整理和完善阶段——明清时期

明清时期，对胸痹心痛的辨证论治日趋完善，尤其在胃痛、心痛、厥心痛、真心痛的鉴别上，更为明确。亦有少数医家认为"心痛即胃脘痛"，如朱丹溪等；也有人将心痛、胃痛之类病证统称为心胃痛、心腹痛等；但大部分医家认为，心痛与胃痛在病位、病机及症状上应有严格区分，如虞抟在《医学正传》卷四"胃脘痛"篇中详细论述了胃脘痛与心痛证候的不同，曰："故胃脘疼痛，吞酸嗳气，嘈杂恶心……有真心痛者，大寒触犯心君，又曰污血冲心，手足青过节者，旦发夕死，夕发旦死。医者宜区别诸证而治之"，秦景明撰的《症因脉治》曰："心痹之症即脉痹也。脉痹不通，心下鼓暴，嗌干善噫，厥气上则恐，心下痛，夜卧不安。"李用粹的《证治汇补》则明确论述了心痛、胸痛、胃脘痛的鉴别诊断，"心痛在岐骨陷处，胸痛则横满胸间，胃脘痛在心之下"。清代王清任《医林改错》所创立的活血化瘀治法及其方药在当今中医临床治疗冠心病中仍得到广泛应用。

三、病因病机

冠心病病位在心，其发病主要是在心脏气血阴阳亏损的基础上，肝胆、脾胃、肺、肾等脏腑的气血阴阳失调致心脏气血阴阳失调而发病；同时，也与外感六淫、痰饮、七情失调、瘀血等因素有关联。

1. 饮食失节，痰浊瘀阻

《灵枢·五味》云："阴之所生，本在五味"，"阴之五官，伤在五味"。若饮食失节，或恣食肥甘，不仅可以直接损及心脏，日久则损伤脾胃，化痰生湿，痰湿上犯，痹阻心阳，心脉不通，引发本病。或暴饮暴食，纳食过多，则食滞中焦、痞塞难消、胃失和降、积气上逆，致虚里失畅，宗气不行，心血受阻，脉道不通，心气不宣，亦发本病。

2. 禀赋不足，心脉失养

中医学很早就认识到冠心病的先天因素，在《内经》中就明确指出了心疾可得之于母体，或因先天禀赋不足，或因年迈体弱等，均可致心之阴阳气血亏损，或可使肝、肺、脾、肾功能低下失调，致心之本脏失强、心脉失养。心气不足则固摄鼓动无力，血脉运行失常；心血虚少，血脉失充，心失所养；心阴不足，阴不敛阳，心阳浮越，扰及心神；心阳不振，温煦失职，气血宣畅失司，心脉凝涩等，而导致冠心病的发生。

3. 劳逸过度，耗伤气阴

忧愁思虑则伤心，房劳过度则伤肾，劳作过度则伤气。故过度劳累，往往造成心肾不足，气血虚少；或因先天禀赋不足，或因年迈体弱等，致心之气阴亏损，阴不敛阳，心阳浮越，扰及心神。在此基础上，或感于寒，或生于气，或有痰浊瘀阻，往往可发生心脉失养，气血瘀阻之胸痹心痛。若过度安逸，恣食肥甘，可令五脏柔弱而形体肥胖，致阳气不足而易生痰浊，阳虚痰凝，痹阻心脉，亦成胸痹、心痛之病。

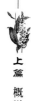

上篇 概说

7

4. 外邪侵犯，寒凝心脉

冠心病患者心之本脏弱，外感六淫邪气常可诱发本病的发生。如由于外感寒邪而致气血凝滞，脉闭不通，必生本病。如《素问·痹论》说："风、寒、湿三气杂至，合而为痹也。"寒凝心脉，可令胸阳不展而发本病。

5. 五脏失调，心脉瘀阻

《灵枢·经水》云："五脏者，合神气魂魄而藏之"，即人的精神活动，与五脏密切相关，"喜则气缓"、"怒则气上"、"悲则气消"、"恐则气下"、"思则气结"、"惊则气乱"，可见，七情内伤，均可导致气机的升降疏泄失常，直接关系到五脏六腑功能正常与否，而心为五脏六腑之大主、精神之所舍，肝主疏泄，七情损伤、气机失常以伤及心肝者为最多。

心肝损伤，气血失和，血行不畅，经脉闭阻，必发冠心病。《素问·阴阳应象大论》云："年四十而阴气自半也"，"年六十阴痿，气大衰，九窍不利，下虚上实"。即年老体衰或劳倦内伤，可致心气虚弱，鼓动无力，血行迟滞，瘀阻心脉，发为心痛；或心肾阳虚，阴寒痰饮上泛，阻滞心脉，而致胸痹心痛；或心之阴血不足，心失濡养，而致心痛。或思虑烦多，劳伤心脾，心脾气虚，血液运行无力，血流艰涩而成瘀闭阻心脉；或肝郁气滞，瘀阻脉络而致本病。

四、临床表现

冠心病病因病程长短不一，病情轻重不同，体质因素及诱发因素各有差异，证候表现比较复杂，但胸闷、心痛为该病最基本的两大临床表现。

胸闷证候多发生在本病初起，或病之轻者，主要表现为

"喘息咳唾"，"胸中气塞短气"。即胸部满闷，或有紧束感、窒息感，并伴有呼吸急迫、心悸怔忡等症。心痛多发生在胸骨左侧或其邻近部位，也可出现在上腹至咽喉之间，重者可"胸痛彻背"，即疼痛放射至左肩背或左前臂部位。疼痛性质可为闷痛、刺痛、灼痛、绞痛等，其痛多在 3～5 分钟内缓解。若疼痛时间较长，且频频发作，伴肢冷汗出，精神委顿或烦躁不安，有濒死感，面白唇紫，脉微欲绝等，则为胸痹心痛之危重症，属中医"真心痛"范畴。

冠心病属本虚标实之证，本虚多由心的气血阴阳不足，标实多为气滞、血瘀、痰浊、寒凝等，故临床表现可分本虚与标实之证。

(一) 本虚证

1. 心气虚证

心胸隐痛阵作，动则加剧，并伴有胸闷短气，心悸乏力，舌淡胖嫩，或有齿痕，脉沉细无力或结代。若兼面色萎黄，纳呆食少，腹满便溏者，则属心脾气虚证。

2. 心阳不振证

心痛时作，胸部满闷，遇冷加重，伴心悸怔忡，神怯畏寒，四肢厥冷，舌淡苔白，脉沉细或迟等。若兼见纳呆食少，脘腹胀满，大便溏薄等，属心脾阳虚证；若兼见腰膝酸软，夜尿频数，甚则下肢浮肿者，则为心肾阳虚证。

3. 心阴亏虚证

心胸疼痛时作，或灼痛，伴有心悸怔忡，心烦少寐，口苦，舌红苔少，脉细数等。若兼见头目眩晕，失眠多梦，胸胁闷胀或手足麻木等，属心肝血虚证；若兼见口舌干燥，不思饮食，大便干结，舌红苔少，属心胃阴虚证；若兼有腰膝酸软，耳鸣健忘，五心烦热，或盗汗等症，则为心肾阴虚证。

4. 气阴两虚证

心痛时作，遇劳则发，伴胸闷、头晕心悸，少气乏力，心烦失眠，面白无华，舌偏红苔薄，脉细弱等。

5. 心阳暴脱证

心胸剧烈疼痛，持续时间较长，且发作频繁，伴有心悸气喘，神情淡漠或神识昏糊，肢冷汗出，唇甲青紫，脉微欲绝等。一般说来，本病初发属实者较轻，病久正虚较重；但不痛或痛无定处者较轻，而疼痛剧烈，发作频繁，痛有定处者较重。而卒发心痛如绞，持续不已，伴肢冷汗出，唇甲青紫者属危重者。

（二）标实证

1. 气滞心胸证

胸部满闷憋胀，或有喘息咳唾，或见胁肋满胀，善太息；或兼见胃脘胀满等，且诸症多随情绪波动而加剧，舌淡红，苔薄白，脉弦细。

2. 痰浊闭阻证

胃脘痞满，胸闷如窒，气短喘促，同时兼见咳唾痰浊，舌红苔浊腻，脉弦滑等。属寒饮者痰多清稀，苔白腻滑；属痰热者吐痰黄稠，苔黄腻，脉滑数等。

3. 心血瘀痹证

胸痛如刺或绞痛时作，痛有定处，甚或痛引肩背，常伴胸闷气憋，或胸闷如窒，舌质紫暗或有瘀斑，脉弦涩结代。

4. 寒凝心脉证

心痛如绞或心痛彻背，背痛彻心，伴形寒肢冷，心悸短气，遇冷加剧，舌淡红，苔薄白，脉沉紧等。

五、治疗特色

中医治疗冠心病的历史悠久，在历代医家的不断总结和完善下，已经形成了完整的、具有中医特色和优势的治疗方法和手段。不仅明确了本病的治则治法，而且创立了大量的复方用于临床治疗；不仅可用汤药调治，还可用针灸推拿等疗法。此外，还有一些单方或食疗方用于本病的治疗。

（一）治则治法

冠心病是一种本虚标实的慢性病。本虚以心气虚为主，其阳气虚者较为多见；标实以血瘀为主。因此，益气通阳、活血化瘀是治疗该病的两大主要法则。心痛发作时，多以标实为主，急则治标，治标贵在通，视其寒、热、气、血、痰、瘀不同而用不同的治则治法；缓解期以本虚为主，缓则治本，治本当补，视其气血阴阳及其虚在何脏，采用相应的补法。临证常用治则治法如下：

1. 宽胸通阳，化饮宣痹

用于痰浊痹阻证，方用枳实薤白桂枝汤加半夏等。

方剂组成：炒枳实 10g，厚朴 10g，薤白 20g，全瓜蒌 20g，桂枝 10g，制半夏 10g。

方义分析：本方以瓜蒌、半夏豁痰降逆；桂枝、薤白宣痹通阳；枳实、厚朴除中焦痞满，行心肺气滞。

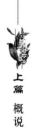

随证加减：若寒痰壅滞，胸阳不展，症见胸闷如窒、心痛彻背、舌苔白腻者，可合用二陈汤、干姜、细辛等温化寒痰；痰郁化热，症见心胸满闷，咳唾黄痰，舌苔黄腻者，合用清气化痰丸或小陷胸汤；痰郁日久，瘀血内停，脉络不畅而胸痛明显者，可加丹参、赤芍、川芎等活血止痛。若属风痰上扰，头晕目眩，耳聋耳鸣，胸胁闷痛，心烦易怒者，酌加天麻、钩藤、石决明、生地、龟甲等滋阴息风化痰等。

中成药：① 苏合香丸，每服 3g，每日 3~4 次。② 宽胸丸，每服 3g，每日 3 次。

2. 温阳益气，活血强心

用于心阳不振证，方用桂枝甘草汤加味，或补阳还五汤等。

方剂组成：桂枝 20g，炙甘草 10g，人参 10g（单煎另兑），丹参 15g，川芎 10g。

方义分析：本方以桂枝配伍人参、甘草，益心气温心阳、和营通脉；以丹参、川芎养血行瘀通痹。全方以温补为主，补中有通，心阳得复，脉痹得通，则心痛可除。

随证加减：兼见脾阳虚者，可合用理中汤两益心脾；兼痰瘀痹阻者，可加瓜蒌、薤白、半夏、桃仁、红花等；若思虑过度，兼见心脾血虚者，可加当归、芍药、莲子、炒枣仁、远志等养心安神；兼见肾阳虚者，可加附子、淫羊藿、巴戟天、茯苓、泽泻等，两温心肾，化气行水。

3. 益气养阴，化瘀通脉

用于气阴两虚证，方用复脉汤加减等。

方剂组成：人参 10g（单煎另兑），生地 20g，麦冬 15g，阿胶 10g（烊化），桂枝 10g，炙甘草 15g，丹参 15g，黄芪 15g，川芎 10g。

方义分析：方以人参、黄芪、炙甘草补益心脾之气，生地、麦冬、阿胶养阴补血，丹参、川芎养血通脉，桂枝辛甘温通、助阳化气、强心行瘀。全方配伍，以达气阴恢复，心脉得通，诸症自愈。

随证加减：兼见心烦失眠，夜寐不安，舌红苔少者，合用酸枣仁汤；兼胸脘满闷，咳唾痰浊，舌苔厚腻者，合用二陈汤或瓜蒌薤白半夏汤，属痰热者用温胆汤；兼肝郁气滞者合用四逆散或逍遥丸等；血瘀重者加制乳香、制没药、檀香、玄胡索、冰片等通窍活络。

中成药：① 生脉饮口服液，每服 1 支，每日 3 次。② 复方冠心舒冲剂，每服 3~6g，每日 2 次，半月 1 疗程。

4. 温阳散寒，化瘀止痛

用于寒凝心脉证，方用乌头赤石脂合当归四逆汤加减，或黄芪建中汤等。

方剂组成：制乌头 6g，炮附子 6g，干姜 10g，桂枝 10g，川芎 10g，细辛 3g，炙甘草 6g。

方义分析：本方以附子、干姜温三焦之阳气，乌头、细辛散沉结之阴寒；以桂枝配川芎、芍药辛温通阳、活血行瘀。甘草既可防止温散太过，又可缓急止痛。

随证加减：若痰浊痹阻，胸闷苔腻者，可合用瓜蒌薤白半夏汤；血瘀刺痛，舌质紫暗者，酌加当归、桃仁、红花、蟅虫、丹参等活血止痛药；兼腰膝酸软，肢冷畏寒者，酌加仙茅、淫羊藿、巴戟天等甘温辛润益肾之品；兼心肺气虚，遇劳即发或动则加剧者，酌加人参、黄芪、山萸肉等以补益心肺之气；气阴两虚者，宜加用生脉饮；疼痛剧烈者，酌加高良姜、冰片、细辛等通阳散结之品，或合用苏合香丸。

中成药：① 速效救心丸，每服 5～10 粒，舌下含化。② 麝香保心丸，每服 1～2 粒，每日 3 次。

5. 调理五脏，活血通脉

用于五脏失调、心脉瘀阻证，方用柴胡疏肝散，或归脾汤、十味温胆汤等。

方剂组成：陈皮 6g，柴胡 6g，川芎 4.5g，香附 4.5g，炒枳壳 4.5g，芍药 4.5g，炙甘草 1.5g。

方义分析：方用柴胡、枳壳、陈皮、香附疏肝行气，白芍、川芎养血活血，疏肝行气与活血并施为其配伍特点，临床应用以胸闷、胁痛、脘胀、脉弦为其辨证要点。

随证加减：若血瘀刺痛，胸闷有瘀斑者，可加用桃仁、红花、延胡索、丹参等活血止痛药；若脾虚气弱，胸闷苔腻者，可酌加茯苓、白术、制半夏、黄芪等健脾益气化痰之品；若见肝肾阴虚，腰酸肢软，舌红脉细者，可合用六味地黄丸等。

中成药：① 麝香保心丸，每服 1～2 粒，每日 3 次。② 丹参片，每服 2～3 片，每日 3 次。

（二）速效中成药

（1）速效救心丸：每次 5～10 粒，舌下含服。

（2）冠心苏合香丸：每次 1 丸，每日 1～3 次，含服或嚼后吞服。

（3）麝香保心丸：每次 1～2 粒，每日 3 次，发作时服

2 粒。

（4）宽胸气雾剂：发作时舌下喷雾，每次喷 1 ~ 2 下。

（三）针灸推拿疗法

（1）针灸疗法：主穴取膻中、内关。气滞心胸证，加中脘、足三里、太冲等；痰浊痹阻证，加间使、丰隆、阴陵泉等；心血瘀痹证，加三阴交、太冲、心俞等；寒凝心脉证，加足三里、三阴交、关元、太溪等；心阳不振证，加百会、曲池、足三里、三阴交、气海等；心阴亏虚证，加少府、郄门、太溪、足三里、三阴交等；气阴两虚证，加足三里、三阴交、列缺、后溪等。

（2）推拿疗法：根据冠心病的症状及体征，以按摩手少阴心经、手厥阴心包经及手太阴肺经为主，按摩胸部之膻中、乳根、气户等，背部之心俞、膈俞、至阳等穴。

（四）食疗药膳

（1）韭白粥：韭白 30g，粳米 100g。韭白洗净，粳米淘净。韭白、粳米放入锅内，加清水适量，用武火烧沸后，转用文火煮至米烂成粥。每日两次，早、晚餐食用。

（2）玉米粉粥：玉米粉 50g，粳米 100g。粳米洗净，玉米粉放入大碗内，加冷水调稀。粳米放入锅内，加清水适量，用武火烧沸后，转用文火煮至米九成熟，将玉米粉糊倒入，边倒边搅，继续用文火煮至玉米粉成粥。每日两次，早、晚餐食用。

（3）山楂玉面粥：红山楂 5 个，去核切碎，用蜂蜜 1 匙调匀，加在玉米面粥中服食。每日服 1 ~ 2 次。

（4）海带粥：水发海带 25g，与粳米同煮粥，加盐、味

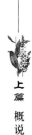

精、麻油适量，调味服食。每日早晨服食。

（5）柠檬玉面粥：柠檬 1 个，切成片，用蜂蜜 3 匙渍透，每次 5 片，加入玉米面粥内服食。每日服 2 次。

（6）大蒜粥：紫皮蒜 30g，置沸水中煮 1 分钟后捞出蒜瓣，再将粳米 100g 煮粥，待粥煮好后，将蒜再放入粥中略煮。可早晚食用。

（7）薤白陈皮粥：薤白 20g，陈皮 20g，煎水去药渣，纳入粳米 50g 煮粥。

（8）益气活血粥：炙黄芪 30g，党参 20g，当归 10g，桃仁 10g，红枣 15g，煎水去药渣，纳入粳米 100g 煮粥。

（9）苏朴杏子粥：紫苏 15g，厚朴 15g，杏仁 15g，煎水去药渣，纳入粳米 50g 煮粥。

（10）参麦莲枣粥：党参 15g，莲子 15g，丹参 20g，麦冬 15g，大枣 15g，煎水去药渣，纳入粳米 100g 煮粥。

（11）芹菜红枣汤：芹菜根 5 个，红枣 10 个，水煎服，食枣饮汤。每日 2 次。

（12）海藻黄豆汤：昆布、海藻各 30g，黄豆 150 ~ 200g，煮汤后加适量调味品服食，适用于冠心病并高脂血症、高血压者食用。

（13）木耳烧豆腐：黑木耳 15g，豆腐 60g，葱、蒜各 15g，花椒 1g，辣椒 3g，菜油适量。将锅烧热，下菜油，烧至六成热时，下豆腐，煮十几分钟，再下木耳翻炒，最后下辣椒、花椒、葱、蒜等调料，炒匀即成。

（14）菊花山楂饮：菊花、生山楂各 15 ~ 20g，水煎或开水冲浸，每日 1 剂，代茶饮用。

（15）山楂茯苓露：鲜山楂 1000g 或山楂片 500g，茯苓

250g，陈皮250g，蜂蜜250g，煎汁熬露。每次3ml，每日3次，3个月为1疗程。

（16）丹参橘红叶：丹参500g，橘红500g，茯苓250g，蜂蜜250g，黄酒2ml。将丹参、橘红、茯苓煎汁后加入蜂蜜、黄酒蒸1小时即成。每次3ml，每日3次。3个月为1疗程。

（17）参乌银楂羹：太子参30g，何首乌20g，银耳20g，山楂肉20g，蜂蜜250g。用太子参、何首乌煎水去渣，纳入切碎之银耳、山楂肉及蜂蜜熬羹。每次3ml，每日2～3次服用。

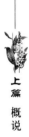

上篇 概说

现代医学对冠心病的认识

一、冠心病的定义

冠心病是冠状动脉心脏病的简称，冠心病是指供给心脏营养物质的血管——冠状动脉发生严重粥样硬化或痉挛，使冠状动脉狭窄或阻塞，以及血栓形成造成管腔闭塞，导致心肌缺血缺氧或梗塞的一种心脏病，亦称缺血性心脏病。

冠心病的临床分型是以世界卫生组织（WHO）的分型为标准，即：心绞痛、心肌梗死和猝死；心绞痛又可分为劳力性心绞痛和自发性心绞痛。

（1）劳力性心绞痛：又分3类，一是新发生的心绞痛；二是稳定型劳力性心绞痛；三是恶化劳力性心绞痛。

（2）自发性心绞痛：一般指休息状态下发作的心绞痛。其中将心绞痛发作时伴ST段抬高者，称为变异型心绞痛。

冠心病是动脉粥样硬化导致器官病变的最常见类型，也是危害中老年人健康的常见病。本病的发生与冠状动脉粥样硬化狭窄的程度和支数有密切关系，但少数年轻患者冠状动脉粥样硬化虽不严重，甚至没有发生粥样硬化，也可以发病。也有一些老年人冠状动脉粥样硬化性狭窄虽较严重，并不一定都有胸痛、心悸等冠心病临床表现。因此，冠心病的发病机理十分复杂，总的来看，以器质性多见，冠状动脉痉挛也多发生于有粥样硬化的冠状动脉。

二、现代医学对冠心病的诊断

(一) 临床表现

心绞痛是冠心病的主要临床症状，根据心绞痛发作时的部位、性质、诱因、持续时间、缓解方式等特点和伴随症状及体征便可鉴别心绞痛和心肌梗死，可以说，典型的症状和体征对冠心病心绞痛和心肌梗死的诊断至关重要。

稳定型心绞痛的症状多出现在胸骨后、胸前部，向左肩部放射，也有自觉颈部、背部的疼痛，胸痛有压迫感、绞扼感、烧灼感，疼痛一般持续 2～3 分钟，停止劳力活动或舌下含服硝酸酯类药物可缓解。不稳定性心绞痛是对应于稳定型心绞痛而言，表示病情的加重和恶化，易进展成急性心肌梗死。

冠心病患者在急性心肌梗死发病前数日乃止数周，多有自觉症状加重，见胸痛、胸闷、胸前区压迫感、心肌和腹部不适的主诉，但也有突然发病而无前驱症状的患者。心肌梗死的自觉症状首先是胸痛以及与此有关的其他部位疼痛，或伴有一些合并症如心律失常、急性心功能不全、心脏破裂、急性二尖瓣反流等，或出现心脏骤停、心源性休克等危重症状。

(二) 检查

1. 心电图

心电图是冠心病诊断中最简便且最基本的手段，心肌缺血的诊断取决于 ST 段和 T 波的变化。50%～70% 稳定性心绞痛患者在安静状态下心电图为正常，因此临床常用负荷试验和 Holter 检查方法，如 Master 双倍量二阶梯运动试验、平板运动负荷试验及踏车运动负荷试验。Holter 即动态心电图，可记录长时间的心律变动、不同时间的心肌缺血等。

2. 核素心肌灌注显像

根据病史，心电图检查不能排除心绞痛时可做此项检查。核素心肌灌注显像可反映心肌血流灌注的状态，在静息和负荷状态下注射示踪剂，可以反映不同状态下心肌血流灌注的分布，以确定心肌缺血区，明确缺血的部位和范围大小。

3. 超声心动图

超声心动图检查通过测定心脏的结构和运动幅度的变化，用于评价心功能静息状态下是否有困难时，可采用运动负荷或药物负荷试验方式。

4. 冠状动脉造影

冠状动脉造影是目前冠心病诊断的"金标准"。可以明确冠状动脉有无狭窄、狭窄的部位、程度、范围等，并可据此指导进一步治疗所应采取的措施。一般认为冠状动脉狭窄超过 50% 以上则有临床意义，左心室造影可测得左心室射血分数，射血分数是评价心功能和判断预后的重要指标。

5. 冠状动脉内超声

血管内超声是对冠状动脉形态及壁内结构评价的诊断方法，能较好地反映组织学的变化，如纤维组织、钙化灶、脂质核、血栓等。稳定性心绞痛病变血管斑块特征是以钙化斑块及硬斑块为主的混合性斑块居多，血管内膜较光滑，呈现重度纤维化及钙化为主的狭窄性病变。

6. 冠状动脉内镜

冠状动脉内镜观察的指标为血管内膜表面性状、色调、动脉硬化斑块和血栓的形状、色调和可动性。正常冠状动脉内膜为近灰白色、表面光滑的平面，随动脉硬化的进展，色调逐渐演变为黄色，管壁内膜不整，向内腔隆起，甚至突起。

7. 心肌酶学检查

心肌酶学检查是急性心肌梗死的诊断和鉴别诊断的重要手段之一。白细胞计数、CPK、CI－MB、GOT、LDH 的测定可判断不稳定型心绞痛的程度与急性心肌梗死的鉴别，其中 CPK 及 CK－MB 位于正常范围内，表示心绞痛的发生不伴有心肌梗死。

三、现代医学对冠心病的治疗

1. 药物治疗

（1）硝酸酯类药物：心绞痛发作时舌下含服硝酸甘油，通常在数秒至数分钟内出现疗效，硝酸甘油有血管扩张作用，可出现头痛或一过性血压降低。如疗效不佳或心绞痛发作时间延长，应考虑有无不稳定型心绞痛的可能性。

（2）β 受体阻滞剂：β 受体阻滞剂通过阻滞儿茶酚胺受体，降低心率和心肌耗氧量，以减少氧需。

（3）钙拮抗剂：通过抑制钙通道，减少向血管平滑肌细胞、心肌细胞的钙内流，使冠状动脉扩张和全身动脉扩张的同时，抑制心肌收缩力，改善心肌缺血。常用药有维拉帕米、地尔硫卓及硝苯吡啶等，维拉帕米治疗心律失常和降低心率的作

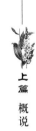

用大于治疗心肌缺血的作用；地尔硫卓既有治疗心肌缺血的作用，也有减慢心率的作用；硝苯吡啶无抑制窦房结和房室结的作用，但降压作用强。

（4）抗栓药物：不稳定型心绞痛和心肌梗死的共同点是血栓形成，干预的靶点是血小板、凝血酶、易形成的纤维蛋白和其他血液因子。常用的药物有：抗血小板药物，如阿司匹林、噻氯匹定、血小板糖蛋白Ⅱb/Ⅲa受体拮抗剂；抗凝血酶药物，如肝素类和水蛭类；纤溶药物和维生素K依赖性凝血因子抑制剂，如华法林。

（5）其他药物：抗血小板药物中的阿司匹林、抵克力得、氯吡格雷属冠心病治疗的辅助药物，同时也应用于心肌梗死、经皮冠状动脉成形术、冠状动脉搭桥术后，预防冠状动脉再狭窄和闭塞。

2. 经皮冠状动脉成形术（PTCA、支架）

药物治疗效果不佳，经冠状动脉造影确认冠状动脉呈有意义的动脉硬化性狭窄，应采用经皮冠状动脉成形术。

3. 冠状动脉搭桥术（CABG）

左主干病变或3支病变为CABG的适应证。

4. 主动脉内气囊反搏（IABP）

IABP可增加冠状动脉血流量，改善冠状动脉重度狭窄所致的广泛心肌缺血。IABP是在药物治疗效果差、心功能低下患者的行PTCA前、PTCA中或PTCA后所采用的辅助机械治疗手段。

古今名家论治冠心病的
要领与经验

一、古代医家治疗冠心病的要领与经验

1. 张仲景

张仲景是东汉医家，医著有《伤寒论》及《金匮要略》。

张仲景认为胸痹心痛的病机是上焦阳虚，即心肺不足、胸阳不振。在《金匮要略·胸痹心痛短气病脉证治》篇中曰："夫脉当取太过不及，阳微阴弦，即胸痹而痛，所以然者，责其极虚也。今阳虚知在上焦，所以胸痹心痛者，以其阴弦故也。"故张仲景治疗胸痹心痛多以温阳行气、豁痰开胸之品，如以瓜蒌薤白白酒汤治疗胸痹之病："喘息咳唾，胸背痛，短气，寸口脉沉而迟，关上小紧数"；以瓜蒌薤白半夏汤治疗"胸痹不得卧，心痛彻背者"；以枳实薤白桂枝汤或人参汤治疗"胸痹心中痞气，气结在胸，胸满，胁下逆抢心"；以茯苓杏仁甘草汤或桔枳姜汤治疗"胸痹，胸中气塞、短气"；以桂枝生姜枳实汤治疗"心中痞，诸逆，心悬痛"；以乌头赤石脂丸治疗心痛彻背、背痛彻心；以九痛丸治疗九种心痛等。张仲景治疗胸痹心痛诸方仍为现代临床广泛应用。

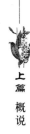

上篇 概说

23

2. 巢元方

巢元方是隋代医家，著有《诸病源候论》。

巢元方在《诸病源候论·卷十六·心痛病诸侯》篇中将心痛分为真心痛、胃心痛、肾心痛、久心痛。真心痛，由风冷邪气伤心之正经而致，朝发夕死，夕发朝死；胃心痛及肾心痛，由气虚逆乘于心而致，胃心痛"其状腹胀"；肾心痛由肾之经及膀胱之经俱虚而逆气乘心所致，"其状下重，不自收持，苦泄寒中"；久心痛，"是心之支别络脉，为风邪冷热所乘痛也，故成疢不死，发作有时，经久不瘥也"。此外，还有寒疝心痛、妊娠心痛及产后心痛，寒疝心痛是由阴气郁结所生；妊娠心痛多由风邪痰饮乘心之经络，与正气相搏而致；产后心痛则由"产后脏虚，遇风冷客之，与血气相搏而气逆者，上攻于心之络则心痛"。可见，巢元方已经明确认识到心痛病不仅与心脏相关，与五脏其他脏腑也有密切的关系，而且，妊娠及产后心痛病有其独特的病因病机。

3. 孙思邈

孙思邈是唐代医家，著有《备急千金要方》及《千金翼方》。

《备急千金要方·卷十三·胸痹》篇曰："胸痹之病，令人心中坚满痞急痛，肌中苦痹绞急如刺，不得俯仰，其胸前皮皆痛，手不得犯，胸中愊愊而满，短气咳唾引痛，咽塞不利，习习如痒，喉中干燥，时欲呕吐，烦闷，自汗出，或彻引背痛，不治之，数日杀人"。认为胸痹之病除见胸痛、短气之症外，还伴随咽干、呕吐、烦闷、自汗等症，应当及时治疗，否则会危及患者的性命。孙思邈以瓜蒌汤、枳实薤白桂枝汤、茯苓汤治疗胸悲痛、短气、咳唾等症，以细辛散、蜀椒散、前胡汤治疗心痛彻背，以下气汤治疗胸腹背上气喘息。此外，还主张用灸法治疗胸痹胸痛之证，常灸穴位有：足临泣、膻中、鸠尾、期门等。

4. 严用和

严用和是宋代医家，医著有《严氏济生方》等。

《严氏济生方》"心腹痛门"中曰："夫心痛之病，有真心痛，有厥心痛……其痛甚，手足青而冷者，名曰真心痛，此神去气竭，且发夕死，夕发旦死。或六淫七情之所伤，五脏之气冲逆，其痛乍间乍甚成疹而不死者，名曰厥心痛。此皆邪气乘于心支别络也。"治疗上，主张"实痛宜下，寒宜温，温利之药，却痛散主之……诸心痛各方审处而用之，以平为期"。严用和以加味七气汤治疗七情或外感风寒湿气而致心痛，愈痛散治疗急心痛、胃痛等。

5. 徐春甫

徐春甫是明代医家，著有《古今医统大全》、《医学捷径》、《妇科心境》、《内经要旨》、《幼幼汇集》等。

徐春甫在《古今医统大全·卷五十六·心痛门》中将心痛分为真心痛和厥心痛，"真心痛者，寒邪伤其君也，手足青至节，甚则旦发夕死，夕发旦死。厥心痛者，乃寒邪客于心包络也"。心痛有热厥痛与寒厥痛之不同，"热厥心痛者，身热足寒，痛甚则烦躁而吐，额自汗出"，"寒厥心痛者，手足逆而通身冷汗出，便溺清利，或大便利而不渴，气微力弱"；治疗热厥心痛当灸太溪及昆仑，灸毕服金铃子散，痛止服枳术丸去其余邪；治疗寒厥心痛则急以术附汤温服。心痛的病因分为

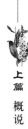

三因：一为六淫之邪侵袭人体十二经络，则"诸经心痛，心与背相引，心痛彻背，背痛彻心。诸府心痛，难以俯仰，小腹上冲，卒不知人，呕吐泄泻"；二为七情伤其五脏，则有肝心痛、真心痛、肺心痛、肾心痛、胃心痛之不同；三为饮食劳逸伤人体脏气，则可见积心痛、脏寒蛔心痛，即所谓九种心痛也。治疗上，徐春甫认为需分新久寒热，设心痛通用方剂10首，包括加味七气汤、愈痛散、玄胡索散、苏合香丸、祛痛散等。

6. 李中梓

李中梓是明代医家，著有《医宗必读》等。

李中梓明确区分了心痛与胃脘痛、胸痛的不同，认为心痛在岐骨陷处，胃脘痛挟他脏而见证，当与心痛相同，但或满、或胀、或呕吐、或不能食、或吞酸、或大便难、或泻痢、或面浮而黄等，且胃脘痛在心下，此均与心痛不同；胸痛即膈痛，横满胸间也。并论述了心痛的治疗方药，如"有停饮则恶心烦闷，时吐黄水，甚则摇之作水声，小胃丹或胃苓汤；食积则饱闷，嗳气如败卵，得食则甚，香砂枳术丸加神曲、莪术；火痛忽增忽减，口渴便秘，清中汤；外受寒，内受冷，草豆蔻丸；虚寒者，归脾汤加姜、桂、菖蒲；气壅攻刺而痛，沉香降气散；死血脉必涩，饮下作呃，手拈散，甚则桃仁承气汤；心痛而烦，发热动悸，此为虚伤，妙香散"等。

7. 林佩琴

林佩琴是清代医家，著有《类证治裁》等。

《类证治裁·卷六·胸痹论治》篇中林佩琴明确指出胸痹由"胸中阳微不运，久则阴乘阳位而为痹结也"，其症"胸满喘息，短气不利，痛引心背，由胸中阳气不舒，浊阴得以上逆，而阻其升降，甚则气结咳唾，胸痛彻背"。在《类证治裁·卷六·心痛论治》篇中认为心痛与胸脘痛有区别，"心当歧骨陷处，居胸膈下，胃脘上"，心痛多属心包络病，将心痛分为真心痛、肾心痛、胃心痛、脾心痛、肝心痛、肺心痛，真心痛多由"寒邪攻触"，症见"猝大痛，无声，面青气冷，手足青至节"，治疗则"急用麻黄、桂、附、干姜之属温散其寒，亦死中求活也"；肾心痛症见伛偻，以神保丸治疗；胃心痛症见腹胀胸满，以草豆蔻丸、清热解郁汤治疗；脾心痛症见"如以锥针刺其心，心痛甚"，以诃子散、复元通气散；肝心痛症见"色苍苍如死状，终日不得太息"，治以金铃子散加紫降香；肺心痛症见"心痛间动作，痛益甚，色不变"，治以七气汤加枳壳、郁金。

8. 程国彭

程国彭是清代医家，著有《医学心悟》等。

程国彭论述了九种心痛之临床表现及治疗方药，曰："心痛有九种：一曰气，二曰血，三曰热，四曰寒，五曰饮，六曰食，七曰虚，八曰虫，九曰疰，宜分而治之"。"气痛者，气壅攻刺而痛，游走不定也，沉香降气散主之。血痛者，痛有定处而不移，转侧若刀锥之刺，手拈散主之。热痛者，舌燥唇焦，溺赤便闭，喜冷畏热，其痛或作或止，脉洪大有力，清中汤主之。寒痛者，其痛暴发，手足厥冷，口鼻喜冷，喜热畏寒，其痛绵绵不休，脉沉细无力，姜附汤加肉桂主之。饮痛者，水饮停积也，干呕吐涎，或咳，或噎，甚则摇之作水声，脉弦滑，小半夏加茯苓汤主之。食痛者，伤于饮食，心胸胀闷，手不可按，或吞酸嗳腐，脉紧滑，保和汤主之。虚痛者，心悸怔忡，以手按之则痛止，归脾汤主之。虫痛者，面白唇红，或唇之上下有斑点，或口吐白沫，饥时更甚，化虫丸主之。疰痛者，触冒邪祟，卒尔心痛，面目青暗，或昏聩谵语，脉来乍大乍小，或两手如出两人，神术散、葱白酒、生姜汤并主之。此治心痛之大法也。"

9. 尤怡

尤怡是清代医家，著有《金匮翼》等。

尤怡认为"心主诸阳，又心主血。是以因邪而阳气郁伏，过于热者痛；阳气不及，邪气胜之者亦痛；血因邪泣在络而不行者痛；血因邪胜而虚者亦痛。"五脏六腑任督诸脉，皆络于心，是以各脏腑经脉，挟其邪气，自支脉上乘于心，皆能发心痛，但必有各脏腑病形与之相应。由此可知，本病不仅于心脏的气血阴阳失调相关，也与五脏阴阳气血失调息息相关。尤氏创灵香丸急救心胃痛，以白胡椒、枳壳、白檀香、红花、五灵脂、广木香各为末，水泛为丸，每用七丸嚼化，少顷即痛止。以金铃子散、左金丸治疗热厥心痛，大建中汤、扶阳益胃汤治疗心寒痛，《良方》妙香散治疗心虚痛，气针丸、新定乌附丸、一粒金丹、神保丸治疗气刺心痛，拈痛丸、失笑散治疗血瘀心痛等。

10. 叶天士

叶天士是清代医家，著有《临证指南医案》、《叶选医衡》等。

叶天士治疗冠心病，以辛温通阳、活血通络、化痰理气三法用得最多，对心痛尤重温络，多用官桂、丁香、桂枝、川椒等，叶氏在《种福堂公选良方》一例中用苏合香丸治疗心痛，已为目前临床证实。叶氏治疗冠心病分实证、虚证辨证施治，实证包括清阳失展、肺气窒痹、寒湿郁痹、痰饮停滞、冲气逆上、气火升腾、血络痹阻、秽浊蒙闭心包等证，以瓜蒌薤白白酒汤治疗清阳失展证，瓜蒌桃仁方、杷叶半夏方、杷叶川贝方、杷叶苏子方或千金苇茎汤治疗肺气窒痹证，小半夏加茯苓姜汁、白术益智方、半夏干姜方或良姜姜黄方治疗寒湿郁痹证，苓桂术甘汤、小青龙汤加减、四磨汤加减、《外台》桔梗白散治疗痰饮停滞证，苓桂味甘汤加减治疗冲气逆上证，瓜蒌栀皮方治疗气火升腾证，桃仁延胡方、鹿角当归方、桃仁柏子仁方治疗血络痹阻证，苏合香丸治疗秽浊蒙闭心包证。虚证包括肝郁脾虚、心营阳伤、营血不足证，以逍遥散治疗肝郁脾虚证，大建中汤加减治疗心营阳伤证，当归柏子仁方、生地阿胶方治疗营血不足证等。

二、现代医家治疗冠心病的要领与经验

1. 朱锡祺

朱锡祺，原上海中医药大学教授。

朱锡祺教授认为冠心病患者大多虚实夹杂，而以"本虚标实"为多见。"本虚"主要是气虚和肝肾两虚，患者或偏阳虚或偏阴虚，但每多兼有气虚。"标实"多由于本虚影响血液循环、津液输布而导致的气滞、血瘀、痰浊等。因此，朱氏治疗冠心病倡用"以补为主"、"以通为用"的原则，"补"，主要是补气、补肝肾；"通"，主要是理气、活血、化痰。对临床上较常见的气滞血瘀型患者，朱氏认为仅用理气活血药还不够，根据朱氏的长期观察和体验，冠心病患者的气滞血瘀，常

与气虚有关，因心气不足导致的气血瘀滞，宜用七分益气，三分活血。

朱氏治疗冠心病，不仅着眼于"心"，而且常通过分析五脏之间的关系，进行整体治疗，肾为一身阴阳之根本，且心肾同属于少阴，两者互相依存又互相制约；心肺分主气血，且同居上焦，故朱氏在整体治疗中尤重心肾、心肺并治。具体来说，在"本虚"中，尤其是气阳、气阴和肝肾两虚为主时，常心肾同治；在"标实"中，即表现为气滞、血瘀、痰浊为主时，或对兼有老慢支、肺部感染的冠心病患者，常心肺同治。而在胸闷、胸痛与情绪或饱餐明显有关时，朱氏又常心肝、心胃同治。

2. 姜春华

姜春华，原上海医科大学教授，著名中医学家。

姜春华教授认为心主一身血脉，若心阳不足、心血瘀滞，则心脉鼓动无力，血运受阻，遂成心脉痹阻之证，心脉痹阻反过来又影响心脉鼓动，郁遏心气心阳，加重心血瘀积，不通则痛。其辨证应从体质、夹杂症及诱发因素等多方面予以诊查，其诱因有风、寒、湿、劳倦、内伤等，夹杂症有夹痰、夹饮、夹食以及兼夹脏器其他疾病之不同，辨其体质则心肾阳衰较为多见。

基于上述分析，姜氏常以温阳益气、化瘀通脉治疗本病，多选用被现代药理证实可以扩张冠状血管或加强心力、改善血液循环之类药物，如附子、人参、丹参、瓜蒌、麝香等。治疗胸痹，姜氏倡用瓜蒌薤白汤为基本方，并随症加减。经常胸痛者加制乳香、炒五灵脂，剧痛者加川乌、蒲黄、檀香、降香等。先生的体会是：凡痛久入络，阴邪闭结，常可温阳益气活血同用，如附子、川乌、肉桂、吴萸、川椒、党参或人参、丹参、赤芍、川芎、桃仁、红花等，但是若见舌红口干，不便用附桂，可改用瓜蒌、丹参为主，再佐以生地、麦冬、玄参之类。先生平时用附子、川乌、桂枝均为9克，亦可以从3克开始增量，细辛不可重用，以防麻痹心脏。

3. 方药中

方药中，原中国中医科学院教授。

方药中认为冠心病非一朝一夕而成，应该正确认识原发与继发的关系，即在该病的治疗中应详尽分析病史，找出病原，针对病原施治。冠心病的发生，首先应责之正气虚损，本虚为主，兼有标实，正如张景岳所说："若无六气之邪而病出三阴，则唯情欲以伤内，劳倦以伤外，非邪似邪，非实似实，此所谓无，无则病在元气也"。因此，本病的治疗，须在治本的前提下治标，在扶正的基础上驱邪，即以正气为本，才能提高疗效。方氏认为，冠心病以阴阳两虚最为多见，在治疗中不仅要针对原发病治疗，而且要避免偏执温补或滋养，可采用阴中求阳、阳中求阴的灵活治法。所谓甘药，即阴阳兼顾之剂；而所谓兼顾，又非等量齐观，无所侧重。阳为有生之本，阳旺则能化生阴血，故补气应在补血之先，扶阳应在滋阴之上。为此，方氏对阴阳俱损而其证急重者，往往先行补气，用补中益气汤之类，一旦病势趋于稳定，又根据阴为阳之根，阴虚不复则阳无以化源的理论，再以养阴缓收其功，用丹鸡黄精汤、六味地黄汤之类。

4. 任应秋

任应秋，原北京中医药大学教授，著名中医学家。

任应秋认为心的功能，首先是主阳气，其次是主血脉，在罹患冠心病时，首先是阳气亏虚，其次才是血脉之损害，因此，任氏在临床上尝用"益气扶阳，养血和营，宣痹涤饮，通窍宁神"十六字来概括冠心病的治疗大法。临床辨治该病分心气不足、阳虚阴厥、营阴失养、阴虚阳亢、气滞血瘀、痰饮阻塞等证，以益气宣痹法治疗心气不足证，方用黄芪五物汤加味治疗；以扶阳救厥法治疗阳虚阴厥证，方用乌头赤石脂丸加减；以养营通络法治疗营阴失养证，方用人参养荣汤去黄芪、白术、茯苓，加地龙、丹参、郁金、鸡血藤；以益阴制阳法治疗阴虚阳亢证，方用知柏地黄汤化裁，去黄柏、山茱萸、山药，加玉竹、苦丁茶、降香、槐花；以行气化瘀法治疗气滞血瘀证，方用金铃子散合丹参饮加味治疗；以导滞祛痰法治疗痰饮阻塞证，方用瓜蒌薤白半夏汤、苓桂术甘汤合二陈汤复方。上述是常见的冠心病证候，述其辨治大略，总以扶阳通营为先务。

5. 沈炎南

沈炎南，原广州中医药大学教授。

沈炎南教授引《金匮要略·胸痹心痛短气病脉证治》篇中第一条"夫脉当取太过不及，阳微阴弦，即胸痹而痛，所以然者，责其极虚也"，认为"责其极虚"4字一语道破了胸痹病之根本所在，其虚当指宗气虚，宗气虚不足以行呼吸，故见气促短气；无力推行营血，则血脉瘀滞；气血不通，则胸痹而痛。沈氏指出，把冠心病笼统地归结为阳虚阴乘，是片面的，临床上属气阴两亏的患者就很常见，而阳虚患者中，以阴阳两虚患者多见。

治疗上，沈氏根据多年临床经验，总结出治疗冠心病的"补四法"和"通四法"，即益气养阴法，适用于心肺气阴两虚证，方用生脉散加味；健脾益气法，适用于心脾气虚之证，方用五味异功散加味；温补肾阳法，适用于心肾阳虚证，方用右归饮加减；平肝柔肝法，适用于心肾阴虚而见肝阳上亢者，方用天麻钩藤饮加减，偏于心阴虚者合生脉散，偏于肾阴虚者合六味地黄丸治疗；行气解郁法，适用于气郁气滞之证，方用枳实薤白桂枝汤加减，且方中多佐以白芍、甘草、百合、麦冬、玉竹之类柔肝和阴，以免行气疏肝之类药物辛燥伤阴；活血化瘀法，适用于气滞血瘀证，方用丹参饮加减；祛痰化瘀法，适用于痰浊阻塞之证，方用瓜蒌薤白半夏汤，本法常与行气解郁法合用；消滞化湿法，适用于脾失健运、湿浊内停者，方用曲麦枳术丸加减，此法较少单独使用，多与健脾益气法或祛痰化浊法配合使用。

6. 邓铁涛

邓铁涛，广州中医药大学教授，著名中医学家。

邓铁涛教授认为，气虚是冠心病的病机共性之一，该病常见症状如胸闷、心痛、眩晕、肢麻、舌质暗红、苔腻等，皆是气滞血瘀、痰浊内阻心脉的表现，在病理上形成正气虚于内、痰瘀阻于中的正虚邪实病机。正虚，主要是心气虚和心阴虚，是本病的内因；邪实，即痰与瘀是本病继续发展的因素。气虚、阴虚、痰浊、血瘀构成了冠心病病机的 4 个主要环节。

邓氏十分推崇张仲景关于胸痹心痛短气病的有关论述及治疗经验，仲景论胸痹着重于阳虚与痰湿，又因为气虚痰瘀皆与脾胃关系密切，故临床治疗上，邓氏喜用东垣从脾胃论治的思路。治疗大法上，痰瘀痹阻着重于"通"，如芳香开窍法、宣痹通阳法、活血化瘀法等；正气内虚着重于"补"，如补气法、温阳法、滋阴法等。而临床上通法、补法的具体运用，则应根据冠心病的各个类型，视具体情况而定，或先补后通，或通多补少，或补多通少，或一通一补，通补兼施，在重视补虚的同时，必须疏导痰瘀，标本同治。

7. 岳美中

岳美中，原中国中医科学院教授，著名中医学家。

岳美中教授对于冠心病心阳式微在将萌未显的时候，岳氏于临床上体会到有两种比较便捷的诊法：其一，在手背近腕处，抚摸其皮肤，必较他处为凉，甚至在心阳式微的前一两日即现此先兆，如手掌大，渐次过腕则重而至于厥逆，过肘则危险了。其二，在鸡鸣时，约早晨3点钟以后，自觉不能安睡，烦躁起坐，喘息、冷汗，或胸中作痛，到6点钟时，则渐安顿，否则将发生危险。

岳氏认为心痛内因是阳气虚寒，寒气聚于清阳之府，并时有厥气上逆，导致心阳虚衰；外因寒邪外袭，胸阳不布，脉管缩挛，气血凝滞不利。若挟浊阴上逆，胸膺闭塞闷痛而为胸痹，因此，治疗胸痹之证，必须采用阳药及通药以祛阴邪，不可掺杂阴柔之药助长阴邪。对于急性心肌梗死，岳氏主用回阳救逆法，方用仲景四逆汤，若全身厥逆由于痰涎壅遏、食积结滞不开者，则不可投此方。此外，急性心肌梗死证，也可以苏合香丸温以通之。而对于瘀血胸痛，岳氏多用王清任的血府逐瘀汤去芍药、生地等阴柔之品，加桂心、薤白、瓜蒌温通之药治之。对于冠心病心绞痛，伴心律失常，脉结代，证属真气内虚、心血不足、气阴两伤者，多用仲景炙甘草汤治疗。

8. 陈可冀

陈可冀，中国中医科学院西苑医院研究员、中科院院士、著名中医学家。

叶天士在《临证指南医案》一书中指出"胸痹无热证"，陈可冀认为此见解有欠全面，心绞痛之发作有偏热痛、偏寒痛、偏虚痛、偏实痛之不同，临床上应辨其寒热虚实。偏热痛者，发作时痛区作烧灼感，脉数，舌红，面赤，以小陷胸汤合凉血活血类药治疗；偏寒痛者，痛时肢冷汗出，面色苍白，脉迟，以温通类方药如苏合香丸较宜；偏虚痛者，形寒虚冷，动则痛剧且频，心悸气短，脉细弱无力，舌胖苔白并有瘀斑，以生脉散、保元汤合活血药调治为佳；偏实痛者，形体俱实，易激动，头晕痛，脉弦而有力，苔黄或燥，或伴有高血压，以平肝息风潜镇药为妥。

陈氏治疗冠心病时重视心胃同治，常配合使用疏肝解郁法，临床上常见不少患者餐后痛剧，或餐后规律性地发作各类心律失常，多用调理脾胃之橘枳姜汤、温胆汤、三仁汤、平胃散、六君子汤分别针对痞满食滞、肝胃不和、湿热中阻、脾虚胀满等发作性心绞痛及快速性室上性心律失常，常获良效。而对于痛随情绪变化而加重变频，伴胁肋不适、憋闷不舒、脉弦等患者，酌情使用越鞠丸、逍遥散、四逆散等方治疗。陈氏临证治疗冠心病，多用"三通两补"之法，即"芳香温通"、"宣痹通阳"、"活血化瘀"三通法，及补肾和补气血两补法。"芳香温通"法用于寒凝脉络者，常用成方

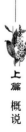

有苏合香丸、冠心苏合丸、心痛丸、宽胸丸等；"宣痹通阳"法用于胸阳不振、心阳不宣者，方用瓜蒌薤白半夏汤、枳实薤白桂枝汤等；"活血化瘀"法用于气滞血瘀、脉络痹阻者，方用血府逐瘀汤、失笑散、乳没片等。补肾法分别补阴补阳之侧重不同，补阳选加仙灵脾、仙茅、补骨脂等，补阴选用首乌延寿丹、左归丸等；补气血常用八珍汤加泽兰、益母草及当归补血汤等。

9. 赵冠英

赵冠英，解放军总医院教授。

赵冠英教授在多年临诊观察和冠心病病因调查中，发现许多冠心病患者存在不同程度的肾虚症状，由此，赵氏临证治疗冠心病，以温肾益气治其本，佐以辨证加减。常用益气药有：人参、熟附片、刺五加、黄芪、桂枝、肉桂、薤白、白术等，常用补肾药有：仙灵脾、仙茅、杜仲、巴戟天、肉苁蓉、补骨脂、枸杞子、山茱萸、何首乌、女贞子、生地、熟地等。且赵氏指出，应用温阳益气需注意以下几点：一为急者治其标，缓者治其本，当冠心病的病情处在稳定期和症状不明显时，以治本为主，常用生脉散、保元汤加减；二为心气虚衰、心功能不全者，则主用温阳益气法，常用生脉散、参附汤加减；三为心动过缓者，主用麻附细辛汤、生脉散加减；四为合并更年期症状者，常用二仙汤、冠心Ⅱ号汤加减；五为依气为血帅、血为气母之理，结合冠心病的病因病机，应用温阳益气法的同时，均配伍以活血化瘀药。

但运用活血化瘀药时要掌握辨证论治的原则，如气滞血瘀兼血虚患者，选用养血化瘀活血药，如丹参、当归、熟地、鸡血藤等；气滞血瘀以瘀为主的实证，选用破瘀活血药，如泽兰、红花、桃仁、血竭、乳香、没药等，血瘀较重者，选用三棱、莪术、水蛭、虻虫等；气滞血瘀兼有热象者，选凉血活血药，如丹皮、赤芍、黄芩、凌霄花等；气滞血瘀兼有寒象者，选温阳活血药，如苏木、川芎、肉桂、桂枝等；气滞血瘀以疼痛为主者，选活血化瘀止痛药，如延胡索、五灵脂、罂粟壳、没药、乳香等。且在应用活血化瘀药的同时，适当加入益气药。赵氏根据多年临床经验，总结出辨证分期论治急性心肌梗死的法则，即危重期，以心阳虚损、血瘀痰阻为主，治宜温补心阳、活血化瘀；演变期，以阴阳两虚、气滞血虚为主，治宜调补阴阳、益气活血；恢复期，以脉络失畅、心气不足为主，治宜活血化瘀、益气养血。

10. 秦伯未

秦伯未，著名中医学家。

秦伯未认为冠心病的基本病机是心脏的气血不利，不通则痛，心以血为体，以阳为用，血液的运行有赖于心脏阳气的鼓动，所以冠心病的发病既与心血不足有关，又与心阳衰弱有关，治疗必须兼顾。因此，秦氏主张以仲景复脉汤为基本方加减，如症见心绞痛明显，则加用活血祛瘀之品，如丹参、红花、五灵脂、三七等；气为血帅，还应加用温通理气药，如檀香、桂心、乳香、没药、延胡索、细辛等。秦氏临证治疗冠心病，还十分注重心脏与其他脏腑的关系，由于肺气不畅、胸闷气滞而致心绞痛者，加旋覆花、檀香、温宣肺气；因胃脘停食，积滞饱胀而致者，加枳壳、砂仁、陈皮调中和胃；因胃肠寒气阻闭者，可用薤白、瓜蒌、枳实辛滑通阳；心绞痛在情志佛郁、气恼恚怒时易发者，加用香附、郁金等疏肝理气之品；若疼痛已缓，而见腰膝酸软乏力，则为心病及肾，加山茱萸、熟地等滋补肾气。

秦氏针对心绞痛不同病情和阶段，制订出几张自拟方。①用于一般证候：麦冬6g，阿胶6g，桂枝1.5g，炙甘草3g，丹参6g，郁金6g，炙远志4.5g，酸枣仁9g，浮小麦9g，红枣3个，三七粉0.6g（分冲），朝鲜参（或红参）粉0.6g（分冲）。②用于严重阶段：朝鲜参3g，生地6g，当归6g，丹参6g，桂枝3g，细辛1.5g，红花3g，郁金4.5g，炙甘草3g，三七粉1.2g（分冲）。③用于巩固阶段：朝鲜参1.5g，生熟地各4.5g，天麦冬各4.5g，阿胶6g，肉桂0.9g，炙甘草3g，丹参6g，酸枣仁9g，柏子仁6g，龙眼肉6g。在具体临床应用时，辨证加减，灵活运用。

冠心病的预防、护理及保健养生

一、冠心病的预防调摄

1. 冠心病的危险因素

冠心病的主要危险因素有 3 个，即高脂血症、高血压和吸烟；次要危险因素有 5 个，即体重超标、糖尿病、缺乏活动、A 型性格和家族史。

高脂血症可使冠心病的发病率增加 2 倍以上，其中高密度脂蛋白可将血液中的胆固醇带到肝脏，从而排出体外以防止动脉硬化；而低密度脂蛋白则将血液中的胆固醇带到肝脏以外的组织而加重动脉硬化，故治疗高脂血症的目的是提升高密度脂蛋白及降低低密度脂蛋白的含量。

高血压使冠心病的发病率增加 4 倍。高血压使血流对动脉壁的侧压加大，血脂易于侵入管壁；血管张力增加，内膜拉伤，血栓形成。香烟内尼古丁可使血胆固醇升高，高密度脂蛋白下降，以致冠心病发病率成倍增长。而肥胖和缺乏活动都会使心脏负担加重、血压上升、血脂增加；糖尿病在心血管系统的主要并发症就是动脉硬化，所以要特别警惕糖尿病人无痛性心肌梗死的发生；精神因素诱发冠心病已被公认。此外，冠心

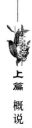

病虽有明显的家族倾向，但冠心病不是遗传，还要结合其他危险因素考虑。

2. 预防调摄措施

本病的发生发展，与社会、体质、心理素质、饮食习惯等诸多因素有关，因此，在预防调摄方面应从多方面入手。

（1）保持心情愉快：精神因素在本病的发生发展上起着重要作用，因此，冠心病患者应该保持愉快的心情，避免精神刺激，预防冠心病的发生或加重。

（2）合理调整饮食：本病多由过食肥甘，使血脂、胆固醇增高而发生本病，因此，病人平时要注意改变不合理的饮食习惯，尽量多食用新鲜蔬菜、水果，食物要多样化，粗细搭配，餐饮不宜过急过饱，并保持大便通畅。

（3）注意劳逸结合，坚持体育锻炼：根据病人的实际情况，进行适当的体育锻炼，但要避免劳累及剧烈运动，以防引起心痛发作。

（4）忌烟戒酒：吸烟是冠心病发病的主要危险因素之一，酗酒也会导致血脂、胆固醇升高，从而引起冠心病的发生，因此，帮助病人忌烟、戒酒有利于预防冠心病的发作或加重。

（5）坚持药物治疗：心绞痛发作时，病人要及时休息，并服用速效止痛药物，且发病后要坚持用药，以减少心痛的发作。

总之，冠心病患者的预防调摄可概括为三要三不要：要保持心情舒畅、劳逸结合；要按时服药、定期检查；要饮食清淡、大便通畅。不要吸烟喝酒；不要思想、工作压力太大及情绪过于波动；不要过度劳累。

二、冠心病的护理

1. 发作期护理

冠心病发作期，应严格卧床休息，充分予以解释和安慰，减少精神压力，稳定情绪心态。避免噪音，减少杂音刺激，居住环境应宁静。或轻揉内关、神门等穴位，或小流量吸氧，均可以减轻心绞痛的发作。此外，必须坚持服药控制病情。

2. 缓解期护理

冠心病缓解期，应定时定量服药，巩固疗效。用药减量或换药应遵医嘱，切忌自行盲目行事，以防引起药源性心绞痛。精神护理是控制复发的关键因素之一，因此，缓解期患者应节制喜怒，稳定情绪，谨防"劳复"、"房复"和"食复"。此外，还应利用缓解期的有利时机，进行适当的体育锻炼和体力活动，一则恢复心脏机能，二则有利于促进冠状动脉侧支循环的建立，改善对心肌的供血。饮食上采取少量多餐，以"三低三高"为原则，即低脂肪、低胆固醇、低糖，高蛋白、高维生素、高纤维素饮食，尤其是晚餐不宜过饱，以防夜间引发心绞痛。

三、冠心病的保健养生

1. 运动养生

冠心病患者在缓解期，可适当参加一些体育锻炼和娱乐活动，如散步、慢跑、太极拳、练功十八法及下棋、书法、画画等活动。运动养生应适量，所谓"行不疾步，耳不极听，目不极视，坐不至久，卧不极疲"，且运动养生应注意持之以恒，坚持不懈，经久而能取效。

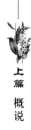

2. 膳食养生

冠心病患者的膳食养生,其宗旨可归纳为"五讲"和"五要"。

(1)"五讲"

合理调配,食宜多样:谷类含油糖类和蛋白质;肉类含蛋白质、脂肪;蔬菜、水果含维生素和矿物质。这些食物互相调配,互相补充,才能充分满足人体对营养的需求。

追求卫生,食宜有节:冠心病患者的饮食要特别注意新鲜、精细和清洁,食宜定量定时,切忌暴饮暴食、过饥过饱,以"早饭宜好,午饭宜饱,晚饭宜少"为基本原则。

温热熟软,食宜少缓:温热以"热不炙齿,冷不激齿"为度,进食应细嚼慢咽。

三多三少,食宜清淡:三多为蛋白质多、维生素多、纤维素多;三少为糖类少、脂肪少、咸盐少。

轻松愉快,食后宜养:进食应专注,切忌边看书报边进食;避免争吵辩论中进食。食后养生,可做食后摩腹、食后散步、食后漱口等。

(2)"五要"

要择食而进:冠心病患者选择饮食可分作三类:第一类,可以随意进食的,如粗粮、豆制品、瓜类、茶叶,蔬菜中的葱头、菜花、扁豆、绿豆芽,菌藻类中的香菇、木耳、海带、紫菜等。第二类,可以适当进食的,如瘦肉、鱼类、植物油、奶类、鸡蛋等。第三类,忌食的,如动物脂肪、肥肉、骨髓、内脏、软体动物(贝壳类)、兔肉、蛋黄等。

要节制糖和盐:食盐中含钠,会促进血液循环,增加心脏排血量，增加心脏负担，因此冠心病患者的食盐摄入量应控制在每日 5~10g 以内。而过量摄入的糖会转化成脂肪，使血中的甘油三酯急剧上升，造成高脂血症，形成血栓。我国居民的饮食结构以米面为主，其中含有大量的糖类，常常超过人体所需的糖量，因此不可再食糖，以防超量。

要少酒、戒烟：大量饮酒可刺激脂肪组织分解，形成大量的脂肪酸，加重高脂蛋白血症，可诱发心绞痛和心肌梗死。少量饮酒特别是低度酒，对心脏有保护作用，每日不超过 15g 酒精，提倡喝葡萄酒、黄酒和啤酒。大量吸烟者比不吸烟者的冠心病发病率高出 2.6 倍，心绞痛发生率高出 3.6 倍以上，所以冠心病患者务必戒烟为宜。

要提倡饮茶：茶叶含有多种维生素、微量元素、咖啡因，特别是茶多酚，有较强的抗氧自由基、抗动脉粥样硬化和防癌作用，可以降血脂、降血黏度、延缓衰老，增加血管弹性和渗透性，改善心血管的供血。茶叶中的茶碱和咖啡因可直接兴奋心脏，扩张冠状动脉，提高心脏功能。但过多的茶碱和咖啡因会对心脏产生有害的刺激，所以饮茶要避免过浓。

要多食海鱼、海藻和大蒜：海鱼富含蛋白质，而且脂肪含量明显低于畜肉，且海鱼中含有一种人体必需的 N-3 脂肪酸，直接影响脂质代谢。海藻含有藻酸双酯钠和褐藻淀粉硫酸酯，均能有效降低血脂，降低血黏度，抗血小板聚集，改善血流动力学，提高血中高密度脂蛋白水平，防止血栓形成，从而有效预防冠心病。大蒜和葱头中的"精油"，对高脂血症有明显的预防作用，能把动脉壁上的胆固醇带走，送到肝脏解毒而及时清除掉，两者最好生吃，但要适量，一般每千克体重每日使用生蒜 1 克，生葱头 2 克为宜。

3. 起居养生

人体的生命活动都遵循着一定的周期和节律而展开，冠心病患者应遵循人体正常的作息规律，定时劳作，劳逸结合，动静有节。调度劳逸，动静兼修，体力劳动要轻重搭配，量力而行；脑力劳动要适时穿插一些体育锻炼和操持家务。其次，冠心病患者应保证充足的睡眠，每日睡眠时间应不少于 10 小时，睡眠姿势宜"头向东"、"右侧卧"、"卧如弓"。第三，冠心病患者可做一些强肾保健类自我按摩，如摩耳、按眉、揉腹、捶背、搓足等。

下　篇

百家验方

　　冠心病有胸闷、心痛两大基本临床表现，但由于病因病机不同，伴随症状各异。中医治疗本病，重在辨证，并结合现代医学知识，辨证与辨病相结合。益气通阳、活血化瘀为两大基本治则，并在此基础上，针对病因病机进行治疗。为便于叙述，现将各名家及各地报道的治疗冠心病的有效方药，按治则治法大体归纳为5大类：宽胸通阳、化饮宣痹类；温阳益气、活血强心类；益气养阴、化瘀通脉类；温阳散寒、化瘀止痛类；调理五脏、活血通脉类。

宽胸通阳、化饮宣痹类方

饮食失节，或恣食肥甘，不仅可以直接损及心脏，日久则损伤脾胃，化痰生湿，痰湿上犯，痹阻心阳，心脉不通，引发本病。或暴饮暴食，纳食过多，则食滞中焦，痞塞难消，胃失和降，积气上逆，虚里失畅，宗气不行，心血受阻，脉道不通，心气不宣，亦发本病。症见胃脘痞满，胸闷如窒，气短喘促，同时兼见咳唾痰浊，舌红苔浊腻，脉弦滑等。属寒饮者痰多清稀，苔白腻滑；属痰热者吐痰黄稠，苔黄腻，脉滑数等。治以宽胸通阳、化饮宣痹，临床多选用枳实薤白桂枝汤、瓜蒌薤白半夏汤、宽胸丸加减等，药用瓜蒌、薤白、半夏、桂枝、黄芪、丹参、茯苓、白术等。

1. 瓜蒌薤白半夏汤

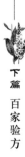

【方源】

东汉·张仲景《金匮要略》

【药物组成】

瓜蒌实 12g 薤白 9g 半夏 12g

用黄酒适量，加水煎服，每日 1 剂，分早晚服用。

【功效】

通阳散结，祛痰宽胸。主治冠心病，心律失常等。

【验案】

赵某，女性，56 岁。初诊日期 2004 年 9 月 21 日。

主诉：阵发性心前区闷痛 4 年余，加重 1 个月。

病史：4 年前每因劳累、情绪变化而出现心前区闷痛。持续约 3～5 分钟，向左肩臂放射，自行含服硝酸甘油可缓解，平时常服消心痛、小剂量阿司匹林、地奥心血康等维持。于当年 10 月因突发心前区剧痛就诊，某医院诊为"急性下壁心梗"，经住院予扩冠、抗凝等治疗，病情好转出院，未给予溶栓。此后病情反复发作，近 1 月患者因劳累，心前区闷痛加重，自行口服药物未见明显缓解，遂来诊。现症见：胸闷痛，伴头晕、气短乏力，四肢不温，舌质暗，边有瘀斑，苔白腻，脉沉细涩。

检查：心电图报告：陈旧性下壁心梗、完全性右束支传导阻滞。

诊断：中医诊断：胸痹（气虚血瘀兼痰浊）。

西医诊断：冠心病。

治则：温阳益气，化痰祛瘀。

方药：瓜蒌薤白半夏汤加味。白参 15g，瓜蒌 30g，薤白 15g，半夏 10g，枳实 15g，川芎 20g，丹参 20g，黄芪 30g，茯苓 15g，炒白术 15g，厚朴 15g，生龙骨 30g，延胡索 10g，甘草 15g。

共6剂，水煎服，早晚各1次，口服。

二诊：服药后，胸闷痛减轻，仍头晕、乏力，舌质淡暗，苔白略腻，脉沉细涩，上方去延胡索，加郁金 15g，共6剂，水煎服，分两次服用。

三诊：服上方后，胸闷痛未作，体力明显好转，舌质淡，苔白，脉沉细，继服上方6剂。服药后经丸药调理 20 日诸症皆愈，精神转佳。

〔见《中医药学刊》从"阳微阴弦"论治冠心病（梅岩，张明雪）2006，24（4）：683～684〕

【按语】

瓜蒌薤白半夏汤出自《金匮要略》，是胸阳不振，痰浊痹阻胸阳时，"当以温药和之"的主要方剂。冠心病存在不同程度阳气不足、胸阳不振、水饮、痰邪阴乘阳位的指征，痰为阴邪，易伤阳气，阳虚之时阴邪乘虚而入，阴邪内生；阳弱气虚，不能温煦，阴邪独盛，进一步耗伤阳气，阻遏心阳，致阳虚水不化气。同时冠心病患者表现的心血不足、痰饮瘀血阻滞又是胸痹的病理产物，更加重胸痹。患者多表现出"胸痹，心痛彻背"的症状，因此运用温通心阳、祛痰宽胸之瓜蒌薤白半夏汤为主进行治疗，痰饮得除，胸阳振奋，血脉充足使心有所养。本案患者胸闷痛，结合舌、脉诊为气虚血瘀、兼夹痰浊。用瓜蒌薤白半夏汤加人参、黄芪补益心气，丹参、川芎活血化瘀，茯苓、白术健脾利湿，枳实、厚朴理气化痰，甘草调和诸药。诸药相伍，以达治疗目的。

2. 瓜蒌薤白桂枝汤加味

【方源】

瓜蒌薤白桂枝汤加味治疗冠心病心绞痛 148 例临床观察〔杨立志，等．《中国保健》医学研究版，2007，15（14）：141〕

【药物组成】

瓜蒌皮 30g　薤白 12g　桂枝 15g　赤芍 15g　三七 10g　丹参 30g　郁金 10g　炙甘草 10g　酸枣仁 15g　生姜 3 片

水煎服，每日 1 剂，分早晚服用。服药期间忌食辛辣油腻食物。

【功效】

通阳散结，活血化瘀。主治冠心病等。

【验案】

李某，男性，48 岁。初诊日期 2005 年 12 月 13 日。

主诉：左胸闷痛 6 年余。

病史：患冠心病 6 年，常觉左胸闷痛，长期服复方丹参滴丸、地奥心血康等药，近日突然胸骨后疼痛加重。刻诊见：胸痛彻背，气短喘促，心悸，头晕目眩，舌暗红，苔白腻，脉弦细。

检查：心电图提示：S－T 段 V5 下降 0.05mV 以上，I、

Ⅱ T 波倒置 1.5mm，V4～V6T 波倒置 6mm。

诊断：中医诊断：胸痹（痰浊中阻，气滞血瘀）。

西医诊断：冠心病。

治则：通阳散结，活血祛瘀。

方药：瓜蒌薤白汤加味。瓜蒌皮 30g，薤白 15g，桂枝 15g，郁金 10g，酸枣仁 30g，赤芍 15g，半夏 12g，桃仁 15g，三七 10g，炙甘草 15g，丹参 30g。

共 3 剂，每日 1 剂，水煎服，早晚两次，温服。

二诊：12 月 15 日，胸痛消失，胸闷气短减轻，舌暗红，苔微黄，脉弦细。药已见效，守上方加麦冬 15g，五味子 10g。共 7 剂，煎服法同上。

三诊：12 月 21 日，胸痛、胸闷已消失，舌淡红、苔薄白，脉弦滑。心电图复查，ST 段回升至等电位线，V4～V6T 波为直立，心电图大致正常，后以上方加减化裁善后。

〔见《中国保健》医学研究，2007，15（14）：141〕

【按语】

本病的治疗，针对本虚标实之病机宜通补兼施，标本兼治。针对本虚，当用补法；标实，当用通法。"通补二法为治胸痹之大法"，其运用上补多或通多，则根据本病的不同发展阶段、本虚标实的缓急轻重而辨证施治、选方用药。笔者认为：心绞痛发作期以宣痹通阳、活血祛瘀为主；缓解期则以补气养阴通阳为主，佐以活血祛瘀。本方从瓜蒌薤白桂枝汤加味而来，方中薤白、桂枝辛温通阳、宽胸散结，佐以瓜蒌皮涤痰散结，助薤白、桂枝通阳散结；三七、郁金、赤芍、丹参活血祛瘀，行气止痛。现代药理认为，此四味药有明显增加冠状动

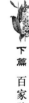

下篇　百家验方

51

脉血流、改善心肌收缩力的作用；酸枣仁、炙甘草养心益气，并避免温通之品耗伤心阴之虞；桂枝温阳并轻扬而引药上行，加强温阳祛瘀行气止痛作用。经临床观察多例患者，薤白、三七行气止痛，改善缺血的 ST 段疗效显著，在本方中有重要的作用。桂枝虽温但未见辛燥之弊，这正如前贤所言"投以桂枝，犹如离照当空，阴霾自散，历来多以舌红为桂枝之禁忌……只要舌上有津，其有桂枝适应证者，舌红亦可选用。"诸药合用，胸阳宣通，瘀痰消散，气畅心宽，胸痹诸症自除。

3. 冠心化瘀汤

【方源】

冠心病心绞痛从瘀论治的临床研究〔宁廷春，等.河南医药信息，2002，10（5）：54~55〕

【药物组成】

川芎 15g　丹参 20g　赤芍 15g　桃仁 15g　红花 15g　降香 6g　瓜蒌 15g　薤白 15g　川牛膝 15g

水煎服，每日 1 剂，分早晚服用。

【功效】

活血化瘀，通阳化浊。主治冠心病等。

【验案】

李某，男性，62 岁。初诊日期 1997 年 3 月 15 日。

主诉：胸前区疼痛反复发作6个月。

病史：患者6个月来，经常发作胸前区压榨样疼痛，每次疼痛时间2～10分钟，发作无定时，无诱因，每日发作3～5次，含化硝酸甘油能迅速缓解。近6个月以来多次做心电图示："冠状动脉供血不足。"舌质暗，舌底脉络青紫，脉弦。

检查：BP：17/12kPa，神志清，精神正常，心率70次/分，律齐，心尖区可闻及2～6级收缩期杂音。心电图：Ⅱ、Ⅲ、avF的ST段下斜型下移＞0.15mv，T波低平；V3－V5导联T波平坦；P－R间期0.20秒，Q－T间期0.32秒，QRS时间0.12秒。血胆固醇为：7.6mmol/L。

诊断：中医诊断：胸痹（胸阳不振，心脉瘀阻）。

　　　　西医诊断：冠心病。

治则：活血化瘀，通阳化浊。

方药：冠心化瘀汤，共20剂，每日1剂，水煎服，早晚两次温服。同时配合消心痛10mg，每日3次；肠溶阿司匹林75mg，每晚1次；藻酸双酯钠100mg，每日3次。服用20天后，再做心电图为：Ⅱ、Ⅲ、avF的ST段＜0.05mv，V1－V5T波直立，T波电压0.3－0.5mv。住院期间未发生胸前区疼痛、血胆固醇为5.2mmol/L，好转出院。出院2个月后又服20剂冠心化瘀汤，随访1年，未出现胸前区疼痛情况，亦无胸闷、心悸等不适感觉。

〔见《河南医药信息》，2002，10（5）：54～55〕

【按语】

《金匮要略》指出胸痹的病机是"阳微阴弦"，"阳微"是指上焦阳虚，"阴弦"是指阴寒太盛。若上焦阳虚，则必有心气推动、温煦不及，心不主血脉，再加阴寒凝滞血脉，必有瘀血产生。后世医家在此基础上更认识到胸痹与瘀血的密切关系，如清代王清任认为胸中作痛乃瘀血所为，确立活血化瘀法治疗胸痹，所创的血府逐瘀汤为世人所公认。现代医学对冠心病的研究表明：冠状动脉存在着硬化、狭窄、管壁的粥样斑块形成，血小板黏附性增高，血中脂质增加，致使心脏血液流变状态及微循环障碍，这符合中医"血瘀"的特点。在这些病为主的基础上，病变的冠状动脉易发生痉挛，闭塞或半闭塞，从而产生"瘀血"。

冠心化瘀汤主要以活血化瘀药物，配伍开胸散结之药组成，具有活血化瘀、通阳泄浊之功效。方中川芎、丹参、桃仁、红花活血化瘀，其中川芎为"血中之气药"，既行血又理气，使气行血畅；丹参功同四物，可使瘀血祛、新血生；赤芍活血凉血，防止瘀血化热灼津成痰。瓜蒌、薤白开胸散结、通心阳而泄痰浊，与活血化瘀药相伍，一是活血而通心脉之阳，二是通阳豁痰而开心脉之痹，二者相辅相成，更有牛膝引血下行，心血下行，则心阳亦随之下降交通于肾，而起水火相济之功。综观全方，活血通痹而止疼痛。现代药理研究表明：川芎、红花、丹参、牛膝等药具有扩张冠状血管，改善微循环，增加冠脉血流量，抑制红细胞和血小板聚集，增加纤溶酶原活性，降低纤维蛋白原及改善血液流变学和动力的作用。

4. 通冠汤

【方源】

冠心病血瘀型从痰论治的体会〔房栋．新疆中医药，1990，（1）：64～65〕

【药物组成】

陈皮 12g　制半夏 9g　茯苓 15g　甘草 6g　枳壳 9g　瓜蒌 20g　薤白 15g　丹参 30g　黄芪 20g　桂枝 6g　乌药 9g

水煎服，每日 1 剂，分早晚服用。

【功效】

理气化痰，通阳宣痹，益气活血。主治冠心病等。

【验案】

王某，男性，54 岁。初诊日期 1983 年 6 月 18 日。

主诉：心前区痛、胸闷 1 月余。

病史：患者于 1 月前因急性心肌梗死曾在当地医院住院治疗，病情好转出院。近期病人又因情志刺激复感心前区阵发性刺痛，胸闷气短，头晕多汗，体重乏力，夜寐不安，舌质紫暗有瘀斑，苔薄白，脉沉细。

检查：心率 80 次/分，律齐。心电图示：①前间壁心肌梗死（新近期）；②侧壁冠状动脉供血不足。

诊断：中医诊断：胸痹（心脉瘀阻）。

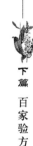

西医诊断：冠心病。

治则：理气化痰，通阳宣痹，益气活血。

方药：予通冠汤治疗，共 5 剂，水煎服，早晚两次温服。服上方 5 剂后，自觉症状好转，心前区疼痛减轻，夜卧宁，仍感胸闷气短，舌质略暗，苔薄白，脉沉。继投上方治疗。患者服本方 25 剂后，症状消失，舌质变为淡红，瘀斑消失。复查心电图示：陈旧性前间壁心肌梗死。随访 1 年余，病情一直稳定。

〔见《新疆中医药》，1990，(1)：64～65〕

【按语】

痰为阴邪，伤阳致瘀。《金匮要略》云："夫脉当取太过与不及，阳微阴弦，即胸痹而痛，所以然者，责其极虚也。今阳虚知在上焦，所以胸痹心痛者，以阴弦故也"。胸痹心痛与痰饮、阳虚关系密切，由于痰湿之浊上犯，损伤胸中阳气，导致气阳不足，而失司帅血之用，发生心血瘀阻。周学海曰："阳气虚，血必滞"，即言此意。痰与气结，阻滞成瘀。《金匮心典》曰："心痛彻背是心气塞而不和也，其痹为尤甚矣，所以然者，有痰饮以为之援也"。认为心痛彻背是心气郁滞而不和之症，而心气郁滞不和又多由痰饮所致，因痰湿之邪重浊黏腻，具有易凝阻和沉积的特性。若痰湿积停于胸中，便可壅遏阳位，阻滞气机，以致痰气结而发生血瘀，唐容川云："气结则血凝"，此其谓也。痰致气虚，失帅成瘀。因痰饮导致气虚，古人亦有论述，"胖人多气虚，胖人多痰湿"之说，正是古人认识到痰饮与气虚之间是有关联的，在生理情况下气应与血相合，起着"气为血帅"、"气行血行"的推动作用，当机体产生痰湿之邪时，由于其具有重浊黏腻的特性，因而痰易与气相"结"，使气失去帅血之用，不能发挥推动血液运行的功能，能致血液运行不畅，甚时久之便会发生血瘀。可见，痰饮阻滞也是导致冠心病发生的重要因素之一。由此，本方主要从痰论治冠心病，配伍理气活血药，临床应用取得了较好的疗效。

5. 宁心定搏液

【方源】

宁心定搏液治疗冠心病室性早搏〔朱文元，等. 青海医药杂志，2003，33（1）：54~55〕

【药物组成】

丹参30g　生山楂30g　瓜蒌30g　炒枣仁30g　苦参15g
郁金12g　炙甘草10g

水煎服，每日1剂，分早晚服用。

【功效】

活血化瘀，消浊通滞，养心安神，镇悸定搏。主治冠心病、心律失常等。

【验案】

某，女性，64岁。初诊日期1999年6月8日。

主诉：心前区疼痛，伴心悸气短10天。

病史：10 天前因家务操劳、生气而致心前区疼痛，每天凌晨（1～5 时）为重，常常不能入眠及翻身，伴心悸气短、劳则加甚。在某院诊为冠心病心绞痛，口服硝酸甘油，静滴复方丹参、黄芪注射液及能量合剂 1 周，未见好转，特请中医会诊。现心前区疼痛，固定不移，凌晨时为重，舌暗有瘀斑，脉涩。

检查：心电图报告：冠状动脉供血不足，频发性室性早搏。尿常规及肝肾功能正常。

诊断：中医诊断：胸痹、心悸（心血瘀阻）。

西医诊断：冠心病，心律失常。

治则：活血化瘀，消浊通滞，养心安神，镇悸定搏。

方药：宁心定搏液加桂枝 10g。服药 3 剂，心前区疼痛由凌晨 1 时延至 3 时发作，心悸改善。服药 6 剂延至 5 时发作；服药 9 剂胸痛、心悸基本消失；服药 15 剂自觉良好；复予宁心定搏液加入黄芪、白术，服药 28 剂复查，ST 段改善，早搏消失，临床治愈。

〔见《青海医药杂志》，2003，33（1）：54～55〕

【按语】

痰瘀扰心，心脉受阻是冠心病室性早搏的重要病机之一。活血化瘀、消浊通滞是本病的重要治法。宁心定搏液方中丹参、瓜蒌活血化瘀、消浊通滞为君；生山楂、郁金活血消瘀、清心定志为臣；枣仁、苦参养心安神、镇悸定搏为佐；炙甘草一则益气复脉，以利血行，一则调和诸药为使。全方为伍，共同组成活血化瘀、消浊通滞、益气复脉、镇悸定搏之功。现代药理研究：丹参、瓜蒌均有扩张冠状动脉，增加冠状动脉血流量，强心抗心肌缺血，降低传导，降低血脂，改善血流变异常作用；山楂有降血压、降血脂、增加冠脉流量、强心、抗心律失常作用；郁金能减轻家兔或大白鼠主动脉及冠状动脉内膜斑块的形成与沉积；枣仁、苦参能加强心肌收缩力，减慢心率，抗心肌缺血、缺氧，抗心律失常作用，还能降压、降脂，对抗动脉粥样硬化形成与发展；炙甘草能降低血清胆固醇和甘油三酯，缓解冠状动脉粥样硬化。以上药理研究证明：本方所选药物联合应用具有护冠、降脂、强心、抗心律失常、改善血流变异常之作用。

朱文元等在临床上以本方治疗冠心病并室性早搏患者60例，并设对照组30例口服胺碘酮0.2g，每日3次，连用4周。结果证实：宁心定搏液能显著地改善患者临床症状，总有效率93.3%，明显优于对照组（P<0.05），其治疗室性早搏总有效率91.7%，优于对照照组（P<0.05），用于治疗冠心病室性早搏，具有近期疗效显著，远期疗效平稳的特点。这说明宁心定搏液对治疗冠心病室性早搏，标本兼顾，值得临床推广与应用。

6. 健心汤

【方源】

自拟健心汤加味治疗冠心病心绞痛临床观察〔汪凯波，广西中医药，2002，25（3）：10～11〕

【药物组成】

当归12g　川芎12g　黄芪30g　赤芍12g　降香10g　三七5g（研末冲服）　丹参20g　瓜蒌15g　薤白12g　人参5g（文火另煎）　葛根20g

水煎服，每日1剂，分早晚服用。

【功效】

补益心气，化痰宽胸，散结通脉。治疗冠心病心绞痛，心律失常等。

【疗效评定】

汪凯波报道：以健心汤随症加减治疗冠心病心绞痛72例，如心血瘀阻者加桃仁、红花、乳香、没药；痰浊内阻者加半夏、茯苓、陈皮；寒凝心脉者加桂枝、细辛或附子、干姜；心气虚弱者加太子参、大枣；心肾阴虚者加酸枣仁、生地黄、玄参、柏子仁；心肾阳虚者加附子、川椒、吴茱萸、高良姜。并设对照组50例，口服消心痛片10mg，每天3次。连用4周后，治疗组总有效率为94.4%（68/72），对照组总有效率为64.0%（32/50），经 $x2$ 检验，两组有显著差异，$P < 0.01$；心电图疗效总有效率比较，治疗组为59.7%（43/72），对照组为44.0%（22/50），两组比较无显著性差异，$P > 0.05$；硝酸甘油停减情况比较，治疗组停减率为82.6%（19/23），对照组为44.4%（8/18），两组对照有显著性差异，$P < 0.01$。

〔见《广西中医药》，2002，25（3）：10～11〕

【按语】

健心汤以人参、黄芪补益心气、元气，气主血脉，气旺血行；瓜蒌、薤白宽中化痰降浊；当归、川芎、赤芍、丹参、三七养血活血，痰瘀同治；降香活血行瘀止痛；葛根健脾生津，使之清气上达。诸药相伍，补益心气补其正虚之本，化痰宽胸、散结通脉以祛其邪实之标，标本兼顾，清升浊降，气血复其冲和之性，血脉得其畅达，胸痹心痛诸症自愈。现代药理研究证实：人参能增强机体的免疫功能，抗心肌缺血缺氧，扩张冠脉，提高缺血心肌电的稳定性；黄芪能改善心肌代谢，降低能量消耗，维持氧的供求平衡，提高心肌耐氧能力；瓜蒌能增加冠脉流量，改善微循环及血液流变性，有抗动脉粥样硬化作用；葛根素可扩张冠状动脉，减少心肌耗氧量，改善缺血区的心肌血供；丹参可缓解冠脉痉挛，改善心肌供血，抑制血小板聚集，降低血液黏滞性。

7. 宣痹通脉饮

【方源】

自拟宣痹通脉饮治疗冠心病 80 例观察〔刘成．中华现代临床医学杂志，2003，1（4）：347〕

【药物组成】

赤芍 20g　延胡索 25g　川芎 20g　红花 15g　降香 15g
当归 20g　黄芪 25g　半夏 15g　茯苓 15g　桂枝 20g　丹参 20g
水煎服，每日 1 剂，分早晚服用。

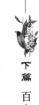

【功效】

行气活血，豁痰开窍，温经通脉。主治冠心病等。

【疗效评定】

刘成报道：以宣痹通脉饮治疗冠心病患者40例，并设对照组40例口服消心痛10mg/日，1日3次；硝苯地平10mg/日，1日3次。7天1个疗程，连服2个疗程后，治疗组显效21例，有效15例，无效4例，总有效率为90%（36/40）；对照组显效22例，有效8例，无效10例，总有效率为75%（30/40）。结果表明，本方治疗冠心病在改善临床症状和恢复心肌缺血方面，治疗组均优于对照组，而且未见毒副作用。

〔见《中华现代临床医学杂志》，2003，1（4）：347〕

【按语】

冠心病以胸痛、心悸、气短为主要临床表现，属中医"胸痹"、"真心痛"、"厥心痛"范畴，究其病因主要为心阳不振、寒邪内侵或年老肾虚、情志失调诸因导致心、脾、肾三脏受损而产生气滞、血瘀、痰浊等病理因素使心脉痹阻不通，血不养心而致病。故在治疗中应以行气活血、豁痰开窍、温经通脉为主要疗法，才能取得满意疗效。宣痹通脉饮中川芎、丹参、红花、赤芍、延胡索行气活血、化瘀止痛；降香行气、芳香化浊；半夏、茯苓豁痰开窍；桂枝温经通脉；当归、黄芪补气养血，生生不息，使邪去而不伤正。诸药合用共奏活血化瘀，豁痰开窍，温经通脉之功。

8. 宽胸化浊汤

【方源】

宽胸化浊汤治疗冠心病临床观察〔王朝阳．福建中医药，2005，36（6）：5~6〕

【药物组成】

陈皮10g　半夏10g　枳实10g　竹茹10g　丹参20g　荷叶30g　瓜蒌15g　薤白10g　郁金25g　柴胡10g　桃仁10g　炙甘草6g

水煎服，每日1剂，分早晚服用。

【功效】

宽胸理气，活血化痰。主治冠心病等。

【疗效评定】

王朝阳以宽胸化浊汤治疗稳定性心绞痛型冠心病患者43例，并设对照组43例予以消心痛10mg，每日3次。4周后，结果：临床疗效总有效率治疗组为95.3%（41/43），对照组为81.4%（35/43），两组比较，$P<0.05$；心电图疗效总有效率治疗组为72.1%（31/43），对照组为48.8%（21/43），两组比较，$P<0.05$；胆固醇、甘油三酯、低密度脂蛋白等指标治疗组均较对照组明显改善，两组比较，$P<0.05$。此外，两组治疗前后查肝肾功能和血常规均正常，对照组中有2例患者

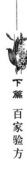

因头痛而改用中药治疗。

〔见《福建中医药》，2005，36（6）：5~6〕

【按语】

稳定型心绞痛是由于劳累引起心肌需氧和供氧之间暂时失去平衡而发生心肌缺血的临床症候群。以阵发性的心前区压榨性窒息样感觉为特点。由于现代社会生活水平的提高及生活节奏的变快，人们多食肥甘厚味之品且缺乏锻炼，形体肥胖，冠心病发病年龄日趋年轻化。《太平圣惠方·治心痹诸方》曰："夫思虑烦多则损心，心虚故邪乘之，邪积而不去，则时害饮食。心中愊愊如满，蕴蕴而痛，是谓之心痹。"即紧张思虑太过易伤脾，脾损则运化失司，痰浊内生，痹阻心脉而为胸痹，故治疗当以清化痰浊、宽胸理气活血为主。本方以温胆汤合瓜蒌薤白汤化裁。有研究报道温胆汤具有明显降低胆固醇、甘油三酯、低密度脂蛋白的作用。瓜蒌薤白半夏汤出自《金匮要略》，主治"胸痹不得卧，心痛彻背"，是中医治疗胸痹的基础方。方中桃仁具有抑制血小板聚集，抑制血液凝固，抑制血栓形成及改善血液流变学的作用；丹参具有扩张血管，改善微循环，改变血液黏滞性，抑制血小板聚集等作用；荷叶能降低胆固醇、甘油三酯、低密度脂蛋白，并有较好升高高密度脂蛋白的作用。

现代医学认为冠心病与脂质异常在血管壁的堆积致使管腔狭小有关，治疗以扩张血管为主。消心痛是基本用药，但其易产生耐药性，且常见头痛的副作用，病人常不能耐受。在对照组中就有2例因不能耐受头痛而改用中药，治疗有效。使用中药则未见此副作用，且疗效更佳，应与中药除具有活血化瘀改善血液循环有关外，还与改善血脂作用有关，因此在临床中应多发挥中医药的优势。

9. 益气化瘀祛痰方

【方源】

益气化瘀祛痰方治疗心绞痛 60 例临床观察〔周端凤．四川中医，2007，25（3）：58～59〕

【药物组成】

人参 3g　黄芪 15g　水蛭 3g　丹参 12g　赤芍 12g　川芎 10g　何首乌 15g　瓜蒌 10g　枳实 10g　桂枝 6g

水煎服，每日 1 剂，分早晚服用。

【功效】

益气祛痰，活血通络。主治冠心病心绞痛等。

【疗效评定】

周端凤以益气化瘀祛痰方治疗冠心病心绞痛患者 60 例，每日 1 剂，水煎服，分两次温服。并设对照组 60 例予以口服单硝酸异山梨酯，每次 1 片（每片 40mg），每天 1 次。30 天为 1 疗程，两组均治疗 1 疗程后，结果：心电图 ST－T 段改善总有效率治疗组为 71.7%（43/60），对照组为 56.7%（34/60），两组对比，P＜0.05。胆固醇改善有效率治疗组为 84%（21/25），对照组为 26.32%（5/19）；甘油三酯改善有效率治

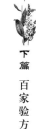

疗组为 78.6% （22/28），对照组为 37.5% （12/32）；治疗组
胆固醇与甘油三酯改善有效率均明显优于对照组（P<0.01）。
根据心绞痛、心电图及临床症状等指标进行综合评定，治疗组
总有效率为 95.00% （57/60），明显高于对照组的 78.33%
（47/60），两组比较，P<0.01。此外，治疗组有 5 例用药后
出现胃部不适或胃痛，饭后服药后症状消失，经对血、尿、便
常规和肝、肾功能检查，均未发现毒副反应。

〔见《四川中医》，2007，25（3）：58~59〕

【按语】

中医学认为冠心病由外感六淫、内伤七情、饮食不节、脏
腑诸病致心脏的阴、阳、气、血亏损，痰浊、瘀血、气滞、寒
凝、湿阻于心络心经而发病。证属本虚标实之证，本虚分为
阴、阳、气、血亏虚；标实有痰、瘀、气滞、血瘀、寒凝、湿
阻之邪。

根据本病的病因病机，确定了益气祛痰化瘀的治疗方法。
方中人参、黄芪为君药，补益心气，使血行而不滞；水蛭为臣
药，水蛭活血通络，堪称入络活血之佳品；丹参、川芎活血化
瘀而养血，赤芍活血散瘀、行瘀止痛，“善行血中之滞也，故
有瘀血留着作痛者宜之”（《本草逢源》），何首乌活血降浊，
瓜蒌化痰开胸、化痰止痛，枳实行气消痰而使痰随气下，桂枝
温化阳气、散寒止痛，共为佐药。诸药合用，通而不损其正
气，补而不助其壅塞，通补兼施，组方体现了以补为通、以通
为补、通补兼施的特点，共奏补气活血、化瘀祛痰、改善微循
环、缓解心绞痛之功效。

10. 通阳复脉汤

【方源】

冠心病与心阳虚辨析及其临证治疗〔杜凤文．光明中医，2009，24（2）：261~262〕

【药物组成】

炙甘草 20g　人参 15g　桂枝 15g　制附子（先煎）15g　生姜 10g　川芎 15g　银杏叶 15g　赤芍 15g　丹参 15g　山楂 10g

水煎服，每日 1 剂，分早晚服用。

【功效】

活血化瘀，通阳复脉。治疗冠心病等。

【验案】

朱某，女性，61 岁，初诊日期不详。

主诉：冠状动脉硬化性心脏病病史 3 年，胸闷气短加重伴乏力 1 周。

病史：患者患有冠心病 3 年，伴胸闷、气短。心电图提示：心动过缓。但患者诉既往无心电图Ⅱ度Ⅱ型传导阻滞表现，且心率多在 70~80 次/分，因不愿装起搏器，故来中医求诊。现症见：胸闷、心悸惕惕不安乏力，四肢发凉，舌紫暗。

检查：心电图提示：窦性心动过缓 55 次/分，Ⅱ度Ⅱ型房室传导阻滞，完全性左束支传导阻滞。

　　诊断：中医诊断：胸痹（气血瘀滞，胸阳不振）。

　　　　　西医诊断：冠心病。

　　治则：活血化瘀，通阳复脉。

　　方药：通阳复脉汤。10 剂，水煎服，早晚两次温服，每日 1 剂。服药后胸闷症状有改善，仍有气短、乏力，原方加黄芪 30g，继服 10 剂，复诊自觉症状明显改善。心电图检查：窦性心律，70 次/分，完全性左束支传导阻滞，无Ⅱ度Ⅱ型房室传导阻滞表现，后随访半年患者症状未反复。

　　〔见《光明中医》，2009，24（2）：261～262〕

【按语】

　　上宣痹通阳法、活血化瘀法是治疗冠心病不可分割的两大法则。瘀血乃一身之大敌，冠心病的主要表现为心胸疼痛，这是瘀血辨证的主要依据。心体阴而用阳，心阳虚既是心的正常功能衰退，大多出现虚寒证候，故强调温运阳气是治疗冠心病的重要法则。冠心病发作期，基本病理改变是冠状动脉粥样硬化狭窄、痉挛及血栓形成，突出的症状为心前区阵发性不适，心中惕惕不安，压榨性胸闷；左心功能不全的基本病理改变为肺循环瘀血，甚则不能平卧等，这些共性反映在中医辨证上，亦当有规律可循。故针对冠状动脉狭窄、痉挛、血小板黏附、血栓形成这一基本病理变化，无论辨证是痰浊内阻、胸阳不振、寒凝血脉、心脉瘀阻和痰瘀互阻，都施以活血化瘀、通阳复脉法，治以温阳复脉汤获得良效。

11. 人参汤加味

【方源】

人参汤加味治疗冠心病心绞痛 30 例临床观察〔宋奇江.
中国医药指南，2009，7（11）：228～230〕

【药物组成】

人参 15g　干姜 15g　白术 15g　甘草 15g　瓜蒌 15g　薤
白 10g　丹参 10g　川芎 5g

水煎服，每日 1 剂，分早晚服用。

【功效】

温中补虚，通阳化瘀。治疗冠心病心绞痛等。

【疗效评定】

宋奇江以人参汤加味治疗冠心病心绞痛患者 30 例，设对
照组 30 例口服复方丹参片，4 周为 1 疗程。两个疗程后，两
组缓解心绞痛发作疗效总有效率治疗组为 93.3%（28/30），
对照组为 63.3%（19/30）；两组胸痹心痛证候改善总有效率
治疗组为 90%（27/30），对照组为 53.3%（16/30）；两组心
电图改善总有效率治疗组为 76.6%（23/30），对照组为
36.7%（11/30）。上述结果，经检验，P < 0.01，两组比较均
有显著差异。

〔见《中国医药指南》，2009，7（11）：228～23〕

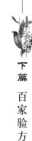

【按语】

人参汤以温中补虚法治疗胸痹阳虚血瘀证，适用于中阳不足，浊阴上逆所致之胸痹病。本方以大补元气之人参为君（人参汤即《伤寒论》的理中汤，易名人参汤，意在强调人参在方中的作用），人参强心，通过益气作用，使血因"气壮则行"，既能增强干姜、甘草温中益气通脉的作用，又能加强白术健脾燥湿行浊之功，使阳气恢复，阴霾四散，胸痹自愈。四药合用，既温中又补虚，则中焦之寒得热而化，心脾之虚得温而复，气机调达，运化正常而治根本。本方加瓜蒌开胸涤痰散结；薤白"除寒热，去水气，温中，散结，利病人"（《名医别录》）；川芎行气活血止痛，丹参活血祛瘀，清心除烦，"补心定志，安神宁心"（《滇南本草》）。

所加4味药祛瘀化痰、通阳散结以治标。现代药理学亦证实人参可使心肌收缩力加强，心率减慢，能抑制氧自由基产生、保护缺血心肌中超氧化物歧化酶活性、降低心肌中脂质过氧化物含量；干姜水提物及干姜挥发油灌胃，对大白鼠实验性血栓形成有明显预防作用；白术挥发油小剂量有镇静作用和抗凝血作用；甘草甜素能使实验性动脉粥样硬化家兔血浆胆固醇含量降低，并能阻止大动脉和冠状动脉硬化的发展；瓜蒌有保护心肌的作用，丹参具有明显的扩张冠脉，增加冠脉流量的作用；川芎对心肌的保护作用与其能扩张冠状动脉、增加冠状动脉血流量有关。

12. 益心通络汤

【方源】

益心通络汤治疗冠心病心绞痛 68 例〔王进德. 现代中医药, 2009, 29 (1)：23, 61〕

【药物组成】

党参 15g　黄芪 30g　丹参 30g　川芎 20g　汉防己 15g半夏 10g　瓜蒌 20g　葶苈子 20g　生地黄 20g　赤芍 20g　红花 10g　地龙 15g　炙甘草 10g　薤白 15g

加减：偏于阳虚者加附子 10g，茯苓 20g；偏于阴虚者加麦冬 30g，五味子 15g，沙参 15g；痰甚者加桑皮 20g，苏子15g；瘀血甚者加五灵脂 15g，蒲黄 10g，桃仁 10g；体虚乏力加重黄芪用量，并酌用太子参 10～15g；失眠、心悸加炒枣仁18～24g，柏子仁 10g。

水煎服，每日 1 剂，分早晚服用。

【功效】

益气活血，化痰利水。治疗冠心病心绞痛、心律失常等。

【验案】

某，男性，65 岁。初诊日期：2006 年 10 月 15 日。

主诉：患者心悸喘促 3 年，近 1 个月加重。

病史：该患者于 3 年前曾诊断为冠心病，半年前出现心衰,心功能不全,曾多次住院治疗。近 1 个月来,因气候变化,感受风寒之邪,致心悸、喘促加重,伴有胸闷、全身乏力、纳少、双下肢水肿、少尿、阵发性夜间呼吸困难。舌质淡,边有齿痕、瘀斑,舌苔薄白而润,脉结代。

检查:BP:17.3/12kPa,颜面水肿,口唇发绀,颈静脉怒张,双肺呼吸音粗,双肺底可闻及少许细湿音。心界向两侧扩大,心率 102 次/分,A2 > P2,心尖可闻及 Ⅱ 级收缩期杂音,腹软,肝大,剑突下 2cm,肋下 1.5cm,双下肢水肿。心电图检查示:异位心律,快速心房纤颤,各导联 ST 段普遍下移 0.05 mv,T 波低平。

诊断:中医诊断:胸痹,心悸(心肺气虚,血瘀水停)。

西医诊断:冠心病,心律失常,心房纤颤,心功能 Ⅲ 级。

治则:益气活血,化痰利水。

方药:益心通络汤加减。党参15g,黄芪30g,丹参20g,川芎20g,车前子15g,汉防己15g,葶苈子20g,半夏10g,瓜蒌20g,生地黄15g,赤芍药20g,红花10g,炙甘草10g,薤白15g。水煎服,每日 1 剂。服药 7 剂后心悸、喘促减轻,依前方去葶苈子,加桑白皮20g,再服12剂,患者水肿渐消,尿量增加;继服10剂,临床症状基本消失,双肺底啰音消失,肝脏缩小,心率维持在85~92次/分,心衰基本控制。

〔见《现代中医药》,2009,29(1):23,61〕

【按语】

冠心病主要病位在心,涉及肺、脾、肾诸脏,尤以心气虚是关键,瘀血是本病的主要病理变化,痰阻、水饮内停是病理产物和致病因素。气虚则主要是指心气不足。心主血脉，气为血之帅，心气不足，帅血无力，血行不畅，瘀阻脏器则出现诸多瘀血表现。诚如王清任所言："元气既虚，必不能达于血管，血管无气，必停留而瘀"（《医林改错·卷下·论小儿抽风不是风》）。人体血液之正常运行，又与肺、脾、肾三脏气化功能相关，血运不畅，气化不利，导致水液代谢失调。本方用党参、黄芪益气养心，振奋胸中阳气，增强帅血运血之力；丹参、川芎、赤芍、红花等，活血化瘀，疏通血脉，祛瘀生新；车前子、汉防已利水消肿，俾水饮之邪从小便而出；葶苈子泻肺利水，并能止咳定喘；地龙善通络脉；薤白宽胸理气，通阳散结；生地甘寒，凉血又能防止处方其他药物过于辛散燥烈。现代药理研究证明：川芎、桃仁、红花、丹参等有抑制血栓形成，扩张冠状动脉及外周血管而降压作用；生地有强心及活血祛瘀的作用；地龙有扩张外周血管抗凝血、降脂、降压、改善微循环的作用；赤芍有明显的抗凝血、改善全血黏度、血浆黏度、红细胞电泳等血液流变学指标的作用。因此，本方诸药合用，益心气，化瘀血，消水肿，共奏益气活血利水之功效，有助于冠心病症状的改善，增强脏器的功能，对冠心病的治疗有较好的疗效。

13. 黄文东治冠心病验方一

【方源】

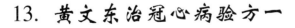

老中医临床经验选编·黄文东医案（上）〔上海中医学院

主编（内部参考资料），1977 年版〕

【药物组成】

炙甘草 9g　桂枝 5g　赤芍 15g　茶树根 30g　红花 6g　郁金 9g　瓜蒌皮 12g　川朴 6g　陈皮 6g

水煎服，每日 1 剂，分早晚服用。

【功效】

通阳理气，活血化瘀。主治冠心病、室性早搏等。

【验案】

刘某，男性，57 岁。初诊日期 1975 年 2 月 18 日。

主诉：心悸不宁、胸闷不舒伴胸痛 3 年余。

病史：患者自 1972 年始出现胸闷不舒伴有胸痛，曾在医院做心电图检查示正常。1973 年 5 月及 1974 年 4 月作运动试验均为阴性，再做心电图检查提示室性早搏。现症见：胸闷不舒、偶有胸痛、心悸不宁，睡眠尚可，大便干结。近日因感冒，略有怕冷咳嗽。舌苔腻，脉结代。

检查：运动试验为阴性，心电图检查示室性早搏。

诊断：中医诊断：心悸并胸痹（胸阳不振，气滞血瘀）。

西医诊断：室性早搏、冠心病。

治则：通阳利气，活血化瘀。

方药：验方 6 剂。每日 1 剂，水煎服，分两次温服。

2 月 25 日二诊：近日胸痛胸闷加剧，夜寐时胸前有重压感。咳嗽已止，大便转润。舌苔薄黄，脉细未见结代。前方去红花、郁金、川朴、陈皮，加延胡索 15g、木香 9g、香附 9g，共 10 剂口服。

3月6日三诊：胸痛胸闷已减轻，夜寐梦扰，左足略肿，大便偏干，苔薄腻，脉细。再守原意，桂芍甘草汤原方加茯苓12g，改瓜蒌皮为15g，共10剂口服。后胸闷基本消失，胸痛轻减，给予成药调理。

〔见《老中医临床经验选编》（上）第65页〕

【按语】

本证冠心病合并室性早搏主要由于心阳不足、脉络瘀阻、气机不畅所致，脉结代即为心阳不足、脉络瘀阻之征，胸痛胸闷皆由胸阳不振、气机不畅所致。初诊以炙甘草配桂枝温通心阳为主；瓜蒌、郁金、川朴、陈皮行气开郁；赤芍、红花活血化瘀；现代药理研究证实茶树根有抗心律失常作用，配赤芍、红花能增强活血化瘀作用而除结代之脉；诸药配合，共奏通阳利气、活血化瘀之效。二诊因闷痛加剧，加香附、木香、延胡索理气止痛；因其脉结代已消失，暗示其心悸不宁减轻，故去活血化瘀行气之品。三诊起病情逐渐减轻，故用成药慢慢调理以巩固疗效。

14. 刘树农治冠心病验方

【方源】

《老中医临床经验选编·刘树农医案》（上）〔上海中医学院主编（内部参考资料），1977〕

【药物组成】

丹参 15g　失笑散（包）15g　桃仁 6g　红花 6g　赤芍 9g 全瓜蒌 9g　薤白 9g　参三七粉（和服）3g　琥珀粉（蜜调 服）1.2g　石菖蒲 1.5g　制乳没各 3g

水煎服，每日 1 剂，分早晚服用。

【功效】

活血化瘀，宽胸通阳。主治冠心病、心动过缓、早搏等。

【验案】

吴某，女性，成人。初诊日期 1975 年 4 月。

主诉：心绞痛 4 年余，加重 1 周。

病史：患者有心绞痛病史，曾因心绞痛于 1971 年 9 月来 诊治 3 次，后症状消失。今因心绞痛加重 1 周，伴有心悸、胸 闷、太息、憋气等症来就诊。查唇色及舌下青紫，舌边有青 斑，脉沉涩，有结代，左手较细。

检查：脉率 45 次/分，并有早搏。

诊断：中医诊断：胸痹，心悸（瘀血阻络、胸阳不振）。

西医诊断：冠心病、心动过缓，早搏。

治则：活血化瘀，宽胸通阳。

方药：验方每日 1 剂，水煎服，分早晚两次温服。

二诊：验方连服 70 剂，诸症均减轻，但有时月经量多，有瘀块，经前腹痛，经期中不能起床活动。血常规示白细胞不足 2.0×10^9/L，血小板 50×10^9/L。于上方中加鱼鳔胶珠 9g，连服 30 余剂后，月经正常，眠食均佳，照常工作。

〔见《老中医临床经验选编》（上）第 156 页〕

【按语】

本方本案为名老中医刘树农的临床验案。本方立法对证都很明确，针对瘀血阻络、胸阳不振类心脏病而设，包括冠心病心绞痛、心律失常等。方中大部分均为活血化瘀药，如丹参、桃仁、红花、失笑散、赤芍、参三七、琥珀粉、制乳没，无论药味还是药物的剂量分量都不轻，其余两味药则为宽胸通阳之薤白、全瓜蒌。由此可见本证主要是瘀阻心络，症候也非常明确，可见唇色及舌下青紫，舌边有青斑，而脉见沉涩。心律失常，以本虚标实为主，而本方主要针对的是明确的瘀血之"邪实"偏多而设，由此提示我们，在临床辨治心律失常疾病，只要辨证确切，未尝不可下重药而见效，邪实即以祛邪为主。但二诊中兼见血虚之症候，加鱼鳔胶珠以益气养血，但仍以活血化瘀为主。

15. 姜春华治冠心病验方一

【方源】

《内科名家姜春华学术经验集》〔姜光华，等．上海中医药大学出版社，2003年版〕

【药物组成】

丹参15g　全瓜蒌15g　薤白9g　檀香6g　川椒1.5g　赤芍9g　红花6g　川芎6g　当归9g　桃仁9g　生地黄15g

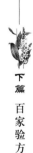

水煎服，每日 1 剂，分早晚服用。

【功效】

温阳活血，凉营化瘀。主治冠心病，心律不齐，心动过缓，早搏等。

【验案】

卞某，男性，78 岁。初诊日期 1982 年 3 月 9 日。

主诉：心悸、心跳、心痛、胸闷伴头痛 1 周。

病史：患者有冠心病史 10 余年，后又发现脑血管硬化，常发心绞痛及早搏。现症见心悸、心荡、心痛、胸闷、头痛、手抖，大便有时秘结，有时日行 2 次，纳差，唇紫，舌绛苔白腻，舌边有瘀点，脉弦结。

检查：心电图检查示Ⅲ度房室传导阻滞，心率 42 次/分，有不规则间歇。

诊断：中医诊断：胸痹，心悸（心血瘀滞，寒凝营热互阻）

西医诊断：冠心病，心律不齐，心动过缓。

治则：活血温化，凉营散瘀，舒心通络。

方药：验方 14 剂。每日 1 剂，水煎服，分早晚两次温服。

二诊：验方连服 14 剂后，心悸、心荡已平，心痛、胸闷已缓，头痛、手抖消失，脉弦有力，心率 68 次/分，无间歇。心电图复查：Ⅰ度房室传导阻滞，窦性心律，提示有明显好转。后予活血化瘀加入益气药调理数月，心绞痛未复发，心律基本正常。

〔见《内科名家姜春华学术经验集》第 87~88 页〕

【按语】

姜老认为：当心律失常起因于心脏的实质性病变时，例如冠心病、风湿性心脏病、病态窦房结综合征等，症见心悸、心痛、舌紫、脉迟涩或结代，不论寒热虚实，必有心血鼓动不畅、血脉运行障碍或瘀血阻滞脉络的病理。此时血瘀为主要矛盾，治法上当首推活血化瘀，舒心通脉，再配合寒热虚实的辨证配伍，常能使心血畅通，心脉得宁，心律恢复正常。如本方实寓血府逐瘀汤及丹参饮之意，以活血化瘀为主，药有桃仁、丹参、红花、当归、川芎；另加温化及宽胸散结药，以推动心脉畅行，药用川椒、檀香、全瓜蒌、薤白；此外，加赤芍、生地黄以助丹参凉营化瘀，加强活血化瘀之力。姜老在临床上辨证加减灵活应用此方，若寒甚者，再加细辛 3g；阳虚者加桂枝 4.5g、附片 12g；胸闷者除用薤白外，再加枳壳 6g；气血虚者加党参 15g、黄芪 15g；瘀而有热者除用赤芍、生地黄外，加丹皮 6g、大黄 9g 等。

16. 李斯炽治冠心病验方

【方源】

《古今名医临证金鉴·胸痹心痛卷》〔单书健，等. 中国中医药出版社，1999 年〕

【药物组成】

吴茱萸 6g 桂枝 6g 瓜蒌 6g 薤白 6g 五味子 6g 党参

12g　山药 12g　白芍 12g　当归 9g　酸枣仁 9g　麦门冬 9g　茯苓 9g　法半夏 9g　甘草 3g

水煎服，每日 1 剂，分早晚服用。

【功效】

温阳开痹，行水化痰，补益气血，养阴安神。主治冠心病等。

【验案】

罗某，男性，40 岁，初诊日期：1971 年 2 月 1 日。

主诉：胸闷、心痛数年。

病史：久患心痛，尤以下半夜发作较剧，并发心悸、心慌，发作时牵引背部，左肩亦痛，全身有缩窄紧张疼痛感觉，关节疼痛，足部微肿，形寒畏冷，胸中窒闷，咳嗽吐痰，虚羸乏力，食少腹胀，大便时溏时秘，头昏头晕，睡眠甚差，夜间盗汗，舌苔干红，心脉浮弱。

中医诊断：胸痹（阴阳气血俱虚）。

西医诊断：冠心病。

治则：温阳开痹，行水化痰，补益气血，养阴安神。

方药：验方 10 剂，每日 1 剂，水煎服，早晚各 1 次。

二诊（2 月 17 日）：验方服 10 剂后，心中悸痛大减，眠食均有改善，余症亦相应好转。最近因生气，微感两胁胀痛，性急易怒，心脉仍弱，肝脉微弦。宗前方意，稍加疏肝药，并拟丸方以缓调之。处方：太子参 12g，白芍 12g，牡蛎 12g，刺蒺藜 12g，金铃子炭 12g，瓜蒌 12g，薤白 6g，吴茱萸 6g，五味子 6g，玉竹 9g，麦门冬 9g，茯苓 9g，法半夏 9g，甘草 3g，4 剂。丸方：党参 30g，门麦冬各 30g，茯苓 30g，黄精 30g，玉竹 30g，浮小麦 30g，牡蛎 30g，白芍 30g，菟丝子 30g，刺蒺藜 30g，瓜蒌 30g，法半夏 30g，薤白 15g，郁金 18g，杏仁 24g，酸枣仁 24g，柏子仁 24g，当归 24g，怀山药 24g，远志 9g，菖蒲 12g，吴茱萸 12g，炙甘草 12g。上药共研细末，炼蜜为丸，每丸重 9g，每日早晚各服 1 丸。

三诊（3 月 29 日）：心痛又有改善，胸闷怕冷亦减轻，目前觉眼睛干痛，睡眠尚差，口中津液不足，大便时秘，晚间出汗，精神较前稍好，但仍觉乏力。此时重在育阴，兼以补气，再拟丸方调理。处方：苏条参 30g，黄精 30g，生地黄 30g，芡实 30g，厚朴 30g，玉竹 60g，麦门冬 60g，茯苓 60g，牡蛎 60g，制首乌 60g，菟丝子 60g，女贞子 60g，旱莲草 60g，浮小麦 60g，大枣 60g，怀山药 75g，五味子 15g，丹参 15g，龙眼肉 15g，甘草 15g。上药共研末，炼蜜为丸，每丸重 9g，每日早、晚各服 1 丸。

四诊（6 月 11 日）：继服丸药两月余后，6 月 11 日复诊见心痛、心悸、心慌等症已基本消除，但觉两胁时痛，食少腹胀，晨起有恶心现象，大便中夹气泡，不想说话。经检查肝功能正常，脉象弦细，舌质干，苔微黄。此为肝郁克脾，有化热之象，后用疏肝运脾法为主调理，续服十余剂，诸症即告消失，心痛一直未发，随访至 1977 年 2 月一直正常工作。

〔见《古今名医临证金鉴·胸痹心痛卷》第 97～99 页〕

【按语】

本方本案为原成都中医学院院长李斯炽教授的验方验案。本案患者虚羸少气，形寒畏冷，显系阳气不足之证；脾阳不振，则食少腹胀；脾不行水，水饮内聚，或成痰而生咳嗽，或

下篇 百家验方

下流而发足肿。胸阳不宣则胸中窒闷。其睡眠甚差，夜间盗汗，舌苔干红，又为阴血不足之见症。血为气之母，气为血之帅，两者不足，交互影响，而成阴阳气血俱虚证候。其头昏头晕，大便时溏时秘，应属阴阳俱虚之象。气主煦之，血主濡之，关节疼痛为气血不能煦濡所致；气血不能护养心脉，故见心脉浮弱。可见，本案心中痛悸，由于阴阳气血俱虚，而致心脉失于通畅，复加痰饮内聚，使心脉更加痞塞。其发作在下半夜更甚者，以阴寒大盛之故；左肩是手少阴心经所过部位，故其疼痛向左肩放射。故本例治法以温阳开痹、行水化痰、补益气血、养阴安神为主，温阳用吴茱萸、桂枝；开痹用瓜蒌、薤白；化痰用法半夏、茯苓；补气用党参、甘草；补血用当归、白芍；安神用五味子、酸枣仁；养阴用麦门冬、山药。汤药取效后，继以丸药缓调，终获良效。

17. 旋覆花汤加味

【方源】

名中医印会河教授临床抓主症经验集萃（十六）〔陈庆平，等. 中国乡村医药杂志，2002，9（1）：35〕

【药物组成】

旋覆花（包煎）15g　茜草10g　红花10g　丹参30g　川芎10g　赤芍15g　橘络3g　降香10g　青葱管10g　全瓜蒌30g

水煎服，每日 1 剂，分早晚服用。

【功效】

开胸通痹。主治冠心病、心绞痛、心肌梗死、胸膜炎等。

【验案】

张某，男性，52 岁，初诊日期 1992 年 5 月 25 日。

主诉：胸痛 3 年，加重 1 个月。

病史：近 1 个月来，左胸憋闷疼痛，活动后尤甚，痛时心悸气短，出汗，多于夜间发作，每次约 10 分钟，需吸氧，服硝酸甘油、硝酸异山梨酯（消心痛）等方能缓解。近来发作较前频繁，每晚发作 2～3 次，吸氧、服药缓解已很困难，故要求中医治疗。刻诊见舌质淡，苔薄白，脉沉细数。

检查：面色晦暗，贫血貌，颜面及下肢水肿。血压：22.7/13.3kPa，心律齐，心率 86 次/分，心脏向左下扩大，心尖部有 2 级收缩期杂音，两肺（-），肝脾未触及。心电图示：左心室肥厚、劳损，心肌缺血，前壁陈旧性心肌梗死。超声心动图示：全心扩大，室壁增厚，左室收缩及舒张功能减低，节断性室壁运动障碍。

诊断：中医诊断：胸痹（心络瘀阻，湿浊壅塞）。

西医诊断：冠心病。

治则：活血通络，宣肺降浊。

方药：旋覆花汤加味化裁。处方：旋覆花（包煎）15g，茜草 10g，红花 10g，茯苓 30g，杏仁 10g，生薏仁 30g，生甘草 10g，丹参 30g，川芎 15g，夏枯草 15g，青葙子 15g，川断 10g，泽兰 15g，泽泻 30g。共 7 剂，每日 1 剂，水煎服，分两次口服。

二诊（1992 年 6 月 22 日）：上方服 20 剂后，胸闷、憋气及疼痛均减轻，发作次数减少，唯感心悸气短，动则汗出，下肢水肿。体检：面色萎黄，血压 20/12kPa，心律齐，心率 90 次/分，两肺（-），舌质淡，苔白，脉沉细数。其证兼有气阴两虚，宜合生脉散、二至丸。上方去夏枯草、青葙子、川断、泽兰、泽泻，加当归 15g、赤芍 30g、西洋参（另煎）6g、麦冬 12g、五味子 10g、女贞子 15g、旱莲草 15g。共 7 剂，每日 1 剂，煎服法同前。

三诊（1992 年 8 月 6 日）：上方服用月余，胸痛白天已消失，夜间偶有发作，时间亦较前缩短，仍有心悸气短，下肢水肿。体检：心律齐，心率 80 次/分，两肺（-），舌淡苔白，脉细弱。证兼阳气虚弱、水不化气，宜温阳化气、利湿消肿。前方合苓桂术甘汤加减。处方：旋覆花（包煎）15g，茜草 10g，红花 10g，茯苓 30g，杏仁 10g，生薏仁 30g，生甘草 10g，丹参 30g，川芎 10g，泽泻 30g，桂枝 10g，白术 15g，西洋参（另煎）6g，麦冬 12g，五味子 10g，柏子仁 12g，橘络 3g。共 7 剂，每日 1 剂，煎服法同前。

四诊（1992 年 10 月 5 日）：服上方近 2 个月，胸闷、疼痛基本消失，夜间已不发作，颜面及下肢水肿明显减轻，偶感心悸憋气，全身乏力。体检：面色转润，心率 82 次/分，律齐。心电图复查：心肌缺血较前明显改善。舌淡苔薄白，脉细弱。继以原方调治，并建议配成丸剂久服，以期巩固。

〔见《中国乡村医药杂志》，2002，9（1）：35〕

【按语】

本方本案为名中医印会河教授的验方验案。印教授治疗本病基本上采用《金匮要略方论》的旋覆花汤（旋覆花、新绛、葱）加味，原方是治疗肝着的。印老认为"胸痹以外无肝着，肝着以外无胸痹"，"五脏风寒积聚病脉证并治第十一篇"中"肝着，其人常欲蹈其胸上，先未苦时，但欲饮热，旋覆花汤主之"，二者同病异名而已，其症均以左胸憋闷疼痛为主，其基本病机是气滞血瘀。本案以旋覆花汤为主方，旋覆花疏通肝络、行气散结；葱白温通阳气、疏散结滞，叶天士曾改用葱叶（即葱之青管），印教授则兼收并蓄，认为葱叶之温性不如葱白，主张寒象明显时仍用葱白，热象明显时就改用葱叶通阳泄热；新绛近代缺失，故以茜草、红花代之活血化瘀。并配瓜蒌薤白半夏汤、茯苓杏仁甘草汤开胸祛痹，有时增用生脉散固本养心，或加丹参、赤芍、川芎、鸡血藤、丝瓜络、橘络活血通络。若久痛导致心肾阳虚，轻者重用茯苓、泽泻，取其通阳不用温，但当利小便之意，重者合用真武汤以壮肾阳。古为今用，标本兼顾，从而取得良效。

18. 张志雄治冠心病验方

【方源】

《古今名医临证金鉴·胸痹心痛卷》〔单书健，等．中国中医药出版社，1999年〕

【药物组成】

生大黄 9g　厚朴 6g　枳实 9g　黄芩 6g　半夏 9g　瓜蒌

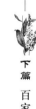

15g　石菖蒲 15g　黄连 3g　丹参 15g　失笑散（包煎）9g

水煎服，每日 1 剂，分早晚服用。

【功效】

攻里通下，祛瘀化浊。主治冠心病心绞痛。

【验案】

唐某，男性，47 岁，初诊日期不详。

主诉：阵发性胸闷心痛 1 周余。

病史：患者 3 年前出现高血压，血压一般在 17.3～20/12～13.3kPa，伴头昏，失眠，头痛，服复方降压片可以缓解。1 周前无明显诱因出现阵发性胸骨后压榨性疼痛，1 日发作数次，每次 3～5 分钟，在原单位医务室诊为胃炎、胃痉挛，服阿托品、溴丙胺太林等药均无效，故来院急诊。刻诊见：胸闷憋气，胸膺两乳间疼痛，疼痛呈持续性，且阵发性加剧，向左肩背部放射，上腹部胀痛，大便干，头昏，心慌，气急，出冷汗。舌质红，苔黄腻，脉弦数。

检查：血压 16.5/11.2kPa，神志清，口唇、指、趾无紫绀，心界不扩大，第一心音减弱，律齐，无病理性杂音。肺部阴性，剑突下压痛。心电图示急性前壁心肌梗死，其中 ST 段 V2 抬高 0.5mV。

诊断：中医诊断：胸痹（阳明腑实，热扰心神）。

　　　　西医诊断：冠心病。

治则：攻里通下，祛瘀化浊。

方药：验方 7 剂，水煎服，早晚温服，每日 1 剂。服药后诸症大减，脉转弦滑，舌质较润，黄腻苔较前已化一半，复查心电图符合心肌梗死演变期。处方用药当予养阴益气、化瘀通络，稍佐调理脾胃之药。服 14 剂，病情稳定。

〔见《古今名医临证金鉴·胸痹心痛卷》第 324～325 页〕

【按语】

胸痹虽以心为本，与五脏阴阳气血相关，其本为心脏的阴阳气血不足，标为痰浊血瘀气滞，但与六腑功能失调也有密切关系。如本案患者初期表现为胸闷憋气，其后心痛彻背，胸膺间疼痛，上腹部胀满，大便干，结合脉证舌象分析，脉弦主痛主实，滑为痰浊，数则有热，舌质红苔黄腻。证属痰浊胶结，痰热互阻腹中，故从阳明腑证治之。以大黄、枳实、厚朴、黄连通腑泄热，瓜蒌、半夏、菖蒲化痰祛浊兼通心气，丹参、失笑散和营理气止痛，投药 7 剂后，诸症减轻。总之，六腑以通为用，阳明腑证非通不治。但一味攻下通腑易伤正气，因势利导，在病情稳定、诸症减轻的情况下，当以益气养阴、兼顾脾胃之气，方能达到巩固疗效之目的。

19. 瓜蒌薤白汤加味

【方源】

《胸痹心痛古今名家验案全析》〔李东晓 . 科学技术文献出版社，2004 年〕

【药物组成】

瓜蒌 24g　薤白 10g　香橼 9g　丹参 18g　桂枝 5g　茯苓

18g　地龙9g　珍珠母（先煎）24g　生龙牡各24g　郁金9g
菊花10g

水煎服，每日1剂，分早晚服用。

【功效】

宣痹通阳，活血化瘀，平肝潜阳。主治冠心病心绞痛，高
血压等。

【验案】

张某，男性，50岁，初诊日期1976年1月6日。

主诉：发作性心前区疼痛2年余。

病史：患者既往有高血压病史9年，平素血压在22.7/
13.3kPa左右，间断服用复方降压片。近2年来，每遇劳累及
情绪波动则出现心前区闷疼，并放射至左肩背，每日发作10
余次，每次持续时间3~5分钟，休息后可自行缓解。曾在当
地医院检查，诊为"高血压病，冠心病劳力型心绞痛，心律
失常（频发室早）"，给予消心痛、双嘧达莫、硝酸甘油、普
萘洛尔、复方丹参片等中西药口服，心绞痛发作次数较前减
少，每日发作3~5次，持续时间5~7分钟。现症见：心悸气
短，胸闷憋气，头晕目眩，心烦气急，舌质暗，苔薄白，脉弦
细而结代。

检查：血压：23.5/13.9kPa，心率：72次/分，律不齐，
早搏10次/分。

诊断：中医诊断：胸痹（胸阳不振，心脉痹阻，阴虚肝
旺）。

西医诊断：冠心病。

治则：宣痹通阳，活血化瘀，平肝潜阳。

方药：瓜蒌薤白汤加味，每日 1 剂，水煎服，早晚温服。

二诊：上方连服 28 剂，头晕目眩基本消失，血压多在 21.3/12kPa，心绞痛发作次数减少，每日发作 1～2 次，持续时间 2～3 分钟，疼痛程度减轻，偶感心悸胸闷，心率 70 次/分，律不齐，早搏 3～5 次/分，继拟宣痹通阳、活血化瘀为治，药用：薤白 9g，半夏 9g，丹参 30g，赤芍 15g，桃仁 9g，红花 9g，郁金 9g，菖蒲 9g，生地 10g，檀香 9g。每日 1 剂，水煎服。

三诊：上方连服 30 余剂，心绞痛基本控制，自行停服西药，仅服中药。过劳后偶有胸闷气短，纳差食呆，仍有早搏，舌淡暗苔薄白，脉弦细。血压：18.7/12kPa，心率 70 次/分，律不齐，早搏 2～3 次/分。治拟益气养阴，活血化瘀佐以益胃。药用：炙黄芪 15g，炙甘草 15g，生地 12g，黄精 30g，仙鹤草 15g，生山楂 18g，赤芍 15g，丹参 24g，红花 9g，檀香 9g，麦芽 9g，鸡血藤 18g。每日 1 剂。

四诊：上方服 20 余剂，心绞痛消失，体力增加，心悸气短减轻，偶有早搏，饮食好转，舌淡苔薄，脉弦细。血压 18.7/12kPa，心率 68 次/分，律齐。上方去生山楂、红花、檀香，加炒枣仁 10g，7 剂，巩固疗效。

〔见《胸痹心痛古今名家验案全析》第 136～138 页〕

【按语】

本方本案为李介鸣教授的验方验案。李氏治疗冠心病，强调首先要辨明标本虚实，临证辨清"标本"十分关键，扶正与祛邪是治疗本病的两大法则，一般治本宜补，治标宜通。患者心绞痛发作频繁时当"急则治其标"，多用通法止痛，即

"气滞宜调，血瘀宜逐，痰浊宜豁，寒凝宜温"；当病情稳定时"缓则治其本"，多用扶正培本的补法，即气虚者补气，阴虚者滋阴，阳虚者温阳。本案患者初诊时心绞痛频发，先以"通法"止其痛，方以瓜蒌薤白汤加味，方中瓜蒌、薤白豁痰泄浊，开胸散结；桂枝振奋心阳；丹参、地龙活血通络止痛；茯苓健脾宁心；珍珠母、生龙牡、菊花平肝潜阳，镇心除烦；香橼、郁金调畅气机，则"气行而血行，气顺而痰消"。待胸阳渐通，心痛渐止，患者表现为心气不足、心阴亏损、心失所养时，缓则治其本，而以黄芪、炙甘草、仙鹤草，补益心气；黄精、生地滋补心阴；生山楂、麦芽健脾消浊；赤芍、红花、丹参、鸡血藤养血活血；檀香芳香行气。共奏益气养阴、调和气血，畅达血脉之效。

20. 赵锡武治疗冠心病验方

【方源】

《胸痹心痛古今名家验案全析》〔李东晓．科学技术文献出版社，2004 年〕

【药物组成】

瓜蒌 30g　薤白 12g　半夏 12g　炙甘草 12g　白术 10g　党参 15g　桂枝 10g　干姜 10g　茯苓 15g　杏仁 10g　枳壳 10g　陈皮 12g

水煎服，每日 1 剂，分早晚服用。

【功效】

通阳宣痹，补中和胃。治疗冠心病心绞痛等。

【验案】

李某，女性，63岁，初诊日期不详。

主诉：心前区疼痛24年。

病史：患者心前区疼痛24年，每日痛3次，每次持续4~5分钟，含硝酸甘油后缓解。某医院诊断为冠心病，服用双嘧达莫、戊四硝酯，仍有心绞痛频繁发作，就诊时胸闷发憋，心慌气短，头晕头痛，大便不调。苔薄，脉沉细。查体：心率88次/分，律齐，血压16/10.7kPa。

检查：心电图示：慢性冠状动脉硬化、供血不足。

诊断：中医诊断：胸痹（心阳不振，胃气不和）。

西医诊断：冠心病心绞痛。

治则：通阳宣痹，补中和胃。

方药：瓜蒌薤白半夏汤、人参汤、茯苓杏仁甘草汤化裁。上方14剂，早晚两次温服，每日1剂。

二诊：14剂药后，心绞痛发作减为每天1次，胸闷心慌气憋已减，大便自调，仍感疲乏，心率78次/分，律齐，苔白脉细。仍以通阳宣痹、和胃降逆为法，处方：全瓜蒌30g，薤白12g，桂枝10g，酸枣仁15g。服此方二日后，心绞痛每周仅发作1~2次，不需服用硝酸甘油，胸闷气短已减，余症同前，苔白，脉弦细。心电图示：V4-V6导联ST段上升0.05mm，V5-V6导联T波由倒置转为双向。后再佐补气之品，以补为通。上方加生黄芪20g，再服1个月，精神转佳，心绞痛仅偶发，其他症状不明显，心电图V5-V6导联ST段

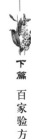

已回升到基线，V5 - V6 导联 T 波双向，以上方加当归 10g 以善其后。

〔见《胸痹心痛古今名家验案全析》第 164～165 页〕

【按语】

本例患者胸痹，证属心阳不振，胃气不和。先采用通阳宣痹、温中和胃之法，以通阳散结的瓜蒌薤白半夏汤为主，因兼有心悸、气短、大便不调等症，故佐以宣肺化饮之茯苓杏仁甘草汤和补中助阳之人参汤等方。后以胸中气塞、气短标实，又以瓜蒌薤白半夏汤为主，佐以和胃化饮之橘枳姜汤。最后以胸痛疲乏等症采用心胃同治，佐补气之品，使病情好转。本病本虚标实，但赵老始终以瓜蒌薤白半夏汤为主，根据不同证候，佐以不同方药，收到行补法不使其壅塞、施通法而不损其正气的疗效。

21. 郑荪谋治疗冠心病验方

【方源】

《胸痹心痛古今名家验案全析》〔李东晓. 科学技术文献出版社，2004 年〕

【药物组成】

丹参 10g 桃仁 12g 瓜蒌实 18g 制半夏 6g 川芎 5g 赤芍 6g 当归尾 5g 降香 5g 薤白 9g 桂枝 4g 炙甘草 5g

水煎服，每日1剂，分早晚服用。

【功效】

温通胸阳，活血祛瘀。治疗冠心病心绞痛、高血压等。

【验案】

郑某，男性，63岁，初诊日期1987年3月9日。

主诉：胸闷、胸痛3月。

病史：患者患高血压病多年，1年前曾因"心肌梗死"住院治疗。近2~3个月以来，时感胸闷不适，胸前区刺痛，两天前因胸痛加剧就诊于市某医院，检查心电图等，"心肌梗死"再次发作，转中医治疗。现症见：胸闷胸痛，时作时休，痛时放射至左肩胛及左手臂内侧，善太息，寐可，大便成形，每日行2~3次，小便正常，舌质暗红，苔黄厚，脉细涩。

检查：心电图提示陈旧性前间隔心肌梗死，左心室肥厚，慢性冠状动脉供血不足。

诊断：中医诊断：（胸阳痹阻，气滞血瘀）。

西医诊断：冠心病心绞痛，高血压。

治则：温通胸阳，活血祛瘀。

方药：验方5剂，每日1剂，水煎服，早晚两次温服。药后胸闷胸痛有所减轻，但未尽除，考虑到患者久痛入络，故佐以通经活络之地龙，续服。前后服药20剂，每日1剂，诸症完全消失。

〔见《胸痹心痛古今名家验案全析》第146页〕

【按语】

本方本案为郑荪谋教授的验方验案。本例患者胸闷痛，且

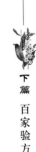

向肩臂放射，善太息，舌暗红，苔黄厚，脉细涩，均为胸阳痹阻、气滞血瘀之象。故郑氏治以温通胸阳，活血祛瘀。方中瓜蒌、薤白、制半夏通胸阳，豁痰泄浊；加桂枝温助心阳；丹参、桃仁、川芎、赤芍、归尾活血祛瘀；降香为化瘀理气止痛之药。复诊又考虑到久病入络，加地龙通经活络。本方本案针对病机，遣方用药，故获良效。

温阳益气、活血强心类方

　　先天禀赋不足，或因年迈体弱等，均可致心之阴阳气血亏损。心气不足则固摄鼓动无力，血脉运行失常；心阳不振，温煦失职，气血宣畅失司，心脉凝涩等，而导致冠心病的发生。症见心胸隐痛阵作，动则加剧，并伴有胸闷短气，心悸乏力，舌淡胖嫩，或有齿痕，脉沉细无力或结代。若兼面色萎黄，纳呆食少，腹满便溏者，则属心脾气虚证。或心痛时作，胸部满闷，遇冷加重，伴心悸怔忡，神怯畏寒，四肢厥冷，舌淡苔白，脉沉细或迟等。治以温阳益气、活血强心，临床多选用保元汤、桂枝甘草汤、桂甘龙牡汤合四逆汤加减等，药用附子、桂枝、仙茅、仙灵脾、川芎、桃仁、红花、丹参等。

1. 补阳还五汤

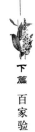

【方源】

清·王清任《医林改错》

【药物组成】

生黄芪 120g　当归尾 6g　赤芍 6g　地龙 3g　川芎 3g　红花 3g　桃仁 3g

水煎服，每日 1 剂，分早晚服用。

【功效】

益气通阳，活血通络。主治冠心病，缓慢性心律失常，心动过缓，病态窦房结综合征，房室传导阻滞，房颤等。

【验案】

姜某，男性，53 岁，初诊日期 1980 年 9 月。

主诉：头昏、心悸、胸闷、时有心前区痛感 2 个月。

病史：患者因头昏、心悸、胸闷、时有心前区痛感 2 个月，于 1980 年 9 月入院治疗，曾用阿托品、冠心苏合丸、麻黄附子细辛汤治疗 2 个月，心率起伏不定，每停药即下降为 50 次/分以下。刻诊见：舌质淡暗、舌体胖大、白苔，脉软而迟，且畏寒肢冷，形体消瘦。查体：心率 40~52 次/分，律不齐，心音钝，心脏外形及心内结构无异常。

检查：心电图示：窦性心律不齐、心动过缓、电轴左偏、QT 间期延长、窦房传导阻滞。窦房结功能激发试验阳性。

诊断：中医诊断：胸痹（阳虚血瘀）。

西医诊断：冠心病，病态窦房结综合征。

治则：益气温阳，活血通络。

方药：补阳还五汤加：丹参 30g，红花 10g，党参 50g，桂枝 15g，制附子（先煎）15g，仙灵脾 10g，白术 15g，麦门冬 10g，五味子 10g。每剂水煎成 450ml，分 3 次 1 日服完。

二诊：进上药3剂，律不齐消失，心率由42次/分上升至50次/分左右，头昏乏力、胸闷、心悸、心前区疼痛等症明显减轻。继服前方30剂，心率上升至57~72次/分，脉缓而有神，舌质转淡红。仅在活动量大时出现头昏、胸闷、心悸等症，复查心电图：窦性心动过缓，心率57次/分，电轴轻度左偏。坚持服前方治疗半年，心率正常，一直坚持正常工作。

〔孙明异. 补阳还五汤加味治疗缓慢性心律失常. 中医杂志，1995，36（2）：81~82〕

【按语】

冠心病合并缓慢性心律失常，属于中医学"胸痹"、"惊悸"及迟、涩、结、代、屋漏脉证的范畴，皆因阳不胜阴、气虚血瘀所致，而且大多伴有脾肾阳虚的证候，故用益气温阳、化瘀通络之补阳还五汤加味治疗有效。在心阳不振、命门火衰的病例中，除可加用麻黄附子细辛汤温脾肾、助心阳、温经散寒之外，还根据"阴阳互根"的理论，加用"生脉饮"以补心气、敛心阴。补阳还五汤在临床多种疾病应用中的显著疗效，引起了人们的普遍关注。近年来，对该方的药理作用进行了多方面的研究。经实验证明，其煎剂对心率及血压均无明显影响，但却能增强心血管功能，并有一定的强壮作用，而且在增加脑血流量、增强心肌收缩力的同时，并不增加心肌耗氧量，不加重心脏负担，对造型动物形成的动脉粥样硬化斑块有非常显著的消退作用。由此可见，用补阳还五汤加味治疗冠心病合并缓慢性心律失常，是从根本上改变心脏的病理状态，从而使心率、心律恢复正常。

2. 麻附二仙汤

【方源】

麻附二仙汤为主治疗缓慢性心律失常 20 例〔连林芳，等．中医研究，1997，10（1）：36～37〕

【药物组成】

炙麻黄 6～10g　制附子 6～10g　仙灵脾 15g　仙茅 15g 红参 10g　黄精 12g　桂枝 6g　丹参 15～30g　炙甘草 6g　生龙牡各 15g

水煎服，每日 1 剂，分早晚服用。

【功效】

心肾阳虚，血脉瘀阻。主治冠心病，缓慢性心律失常，心动过缓等。

【验案】

崔某，男性，62 岁，初诊日期 1993 年 l2 月 15 日。

主诉：心慌，眩晕，胸闷伴气短乏力 2 月余。

病史：患者既往有高血压病史。2 月前夜起小便时突然晕厥，数分钟后缓解，经某医院查心电图诊为异位心律，Ⅲ°房室传导阻滞，心率 28 次/分。经省某医院心内科治疗 2 月，先后给予中西药，效差。仍心慌，时有晕厥。刻诊见：心慌、眩晕、胸闷、气短乏力，背沉足肿，舌暗淡，舌边有齿痕，苔薄白，脉细迟。

检查：血压 28/11.1kPa，心率 34 次/分，律齐，心尖部可闻及 II 级收缩期吹风样杂音，$A_2 = P_2$，心界向左扩大，双下肢中度指凹性水肿。心电图示：心房率 100 次/分，心室率 30 次/分，III° 房室传导阻滞。

诊断：中医诊断：胸痹，心悸（阳虚水泛，血脉瘀阻）。

　　　　西医诊断：心动过缓，冠心病，高血压。

治则：温阳行水，益气活血。

方药：麻附二仙汤加减。处方：炙麻黄 10g，制附子 6g，仙茅 15g，仙灵脾 15g，红参 10g，黄精 12g，丹参 30g，桂枝 6g，郁金 10g，石英 30g，炙甘草 6g。

共 7 剂，每日 1 剂，水煎分 2 次服，合心宝丸 3 粒，3 次/日口服。

二诊（12 月 24 日）：服上药后，患者心慌胸闷、头晕基本消失，血压 20/11.1kPa。查心电图示：窦性心律，心率 68 次/分，左前半分支传导阻滞。之后守方服药 4 个月，心电图多次提示为窦性心律，心率 72 次/分，随访 2 年半，正常工作无不适。

〔见《中医研究》，1997，10（1）：36～37〕

【按语】

心动过缓属于缓慢型心律失常范畴，由多种疾病所致，本案则与冠心病相关。临床上常见症状以心悸、胸闷、头晕、气短为主要表现，以舌质暗淡，舌体胖大，脉细迟多见。其病机主要为心肾阳虚，故拟麻附二仙汤以温补心肾，安神定悸。方中灸麻黄、制附子、仙灵脾、仙茅重在温补肾阳；桂枝、甘草温补心阳；红参、黄精益气养阴；丹参活血化瘀，生龙牡重镇浮阳，安神定性。据现代药理研究：麻黄、附子能使心肌收缩力增强，心率加快，增加心输出量，降低冠脉阻力，对心肌也有保护作用；仙灵脾、仙茅有抗缺氧、抗衰老功能，具有扩冠、强心、加快心率之作用。据临床观察，病程短，年龄小者缓慢型心律失常易得到纠正；对于病程长，症状重，心率增加不明显、药物治疗无效时，应考虑用人工起搏器治疗。

3. 温阳化瘀汤

【方源】

温阳化瘀汤治疗缓慢性心律失常 64 例〔李玉瑞，等. 中华实用中西医杂志，2002，15（8）：901～902〕

【药物组成】

制附子（先煎）10g　淫羊藿 15g　桂枝 6g　三七（冲服）3g　丹参 20g　鹿角霜 15g　当归 10g　炙甘草 5g　炒白术 15

水煎服，每日 1 剂，分早晚服用。

【功效】

温阳复脉，活血化瘀。主治冠心病，缓慢性心律失常，窦性心动过缓，心律不齐等。

【验案】

某，女性，48岁，初诊日期2000年1月4日。

主诉：心悸、胸闷憋气伴乏力、手足凉1年余。

病史：患者患高血压病10年，冠心病5年余，经常用卡托普利、尼群地平等治疗。一年前心率渐缓，最低时42次/分，服用阿托品治疗作用不能持久而来诊。患者精神不振，腰膝酸软，倦怠乏力，声低便溏，胸闷憋气，手足凉。心率45次/分，舌胖紫暗，苔白滑，脉缓弱无力，时现结代。

检查：心电图示：窦性心动过缓不齐。

诊断：中医诊断：胸痹，心悸（心肾阳虚，心血瘀阻）。

西医诊断：冠心病，窦性心动过缓，心律不齐。

治则：温阳复脉，活血化瘀。

方药：温阳化瘀汤加减。处方：制附子10g，淫羊藿15g，桂枝10g，炒白术15g，当归10g，生晒参10g，黄芪20g，瓜蒌15g，薤白15g。共7剂，每日1剂，水煎服，分两次温服。

二诊：服药7剂后，病情好转，心率达56次/分。唯纳食不香，便溏未除，原方加白豆蔻10g、薏苡仁20g，7剂后心率维持在56~60次/分，最高达64次/分。以上方略有出入，14剂后，诸症均缓解，一年半内随访心率正常。

〔见《中华实用中西医杂志》，2002，15（8）：901~902〕

【按语】

缓慢性心律失常，常见于冠心病、心肌炎、起源异常或传导异常等病。西医治疗本病主要用阿托品、异丙肾上腺素等药治疗，但只能取效于一时，长期应用，有明显副作用。据临床表现，此病的病机多为本虚标实，以心肾阳虚、心血瘀阻为主，亦有因痰浊血亏所致者，所以应时时抓住元阳衰惫、心阳不展、气虚血瘀、传导机能低下这一主要病机。本方中，附子上助心阳以通脉，下益命门以盖火；鹿角霜、桂枝、淫羊藿温心通阳为主；当归、丹参、三七活血化瘀为辅；佐以宽胸理气之瓜蒌、薤白；炙甘草，补益心气、解附子之毒，合当归防止方中温燥伤阴之弊。诸药相伍，共奏温心助阳，化瘀通脉之功。若神疲乏力，声音低微，面色少华者加生晒参10g、黄芪20g；兼痰湿胸闷、苔腻加瓜蒌15g、薤白15g；纳谷不香加白豆蔻10g、佩兰（后下）10g；血脂高加水蛭粉3g，分两次冲服。

4. 二参麻附汤

【方源】

中医药治疗冠心病合并慢性心律失常疗效观察〔贾凤兰，等．中医药研究，1994，（2）：22~23〕

【药物组成】

党参30g　丹参15g　麻黄6g　附子10g　桂枝6g　陈皮10g　厚朴10g　藿香10g　枳壳10g

水煎服，每日1剂，分早晚服用。

【功效】

益气温阳，活血化浊。主治冠心病合并心动过缓，房室传导阻滞等。

【验案】

杨某，男性，49 岁，初诊日期 1992 年 5 月 26 日。

主诉：间断性心慌、气短 1 年，加重 5～6 天。

病史：患者因间断性心慌、气短 1 年，加重 5～6 天，于 1992 年 5 月 26 日住院。患者于 20 年前不明原因出现头晕，被诊断为"高血压"，平素间断服用降压片可控制症状。一年前由于劳累、精神紧张而出现心慌、气短，休息后症状可以缓解，曾按冠心病服用多种西药，如双嘧达莫、丹参片、硝苯地平等，症状时轻时重。5 天前，心慌、气短加重，并伴有头晕、胸憋闷遂来我院就诊。门诊随后收入住院，住院后除积极治疗原发性高血压外，曾用阿托品、异丙肾上腺素、麻黄素片等，心室率虽能提高到 50 次/分，但心电图提示仍为房室传导阻滞，临床症状不能缓解，还伴有恶心、不欲饮食，由于患者拒安心脏起搏器，故请中医会诊。现症见：面色萎黄，舌质暗淡，舌苔厚腻，脉象沉迟无力。

检查：血压 22.7/13.3kPa，心率 40 次/分，心音有力，律齐，心前区可闻及Ⅲ～Ⅵ级收缩期杂音，向左腋下传导。腹软，肝脾不大，全身无水肿。心电图提示：窦性心律，完全性右束支传导阻滞，Ⅱ度Ⅱ型房室传导阻滞，房率 75/分，室率 42 次/分。

诊断：中医诊断：心悸，胸痹（痰浊内盛，胸阳郁遏）。

西医诊断：冠心病合并心动过缓，高血压病Ⅲ期，高血压性心脏病，Ⅱ度Ⅱ型房室传导阻滞，完全性右束支传导阻滞，心功能Ⅱ级。

治则：益气温阳，活血化浊。

方药：二参麻附汤。方用：党参 30g，丹参 15g，麻黄 6g，附子 10g，桂枝 6g，陈皮 10g，厚朴 10g，藿香 10g，枳壳 10g。共 3 剂，水煎。分两次温服。

二诊：服药后自觉良好，胸闷稍减，稍进饮食，查心室率 52 次/分，血压 22.7/12kPa。脉沉迟略弦。弦者主肝，肝阴不足，肝阳上亢，在原方基础上加酸甘化阴之白芍，以柔肝和里，配附子入阴破结，敛阴和阳。共 5 剂，每日 1 剂，水煎分两次服。

三诊：服药后精神明显好转，头晕、胸闷、心慌、气短基本消失。心电图示：心室率 72 次/分，窦性，完全性右束支传导阻滞。为了巩固治疗，上方继服 10 剂，病愈出院。患者共住院 35 天，随访 1 年，未见复发。

〔见《中医药研究》，1994，（2）：22～23〕

【按语】

《素问·阴阳别论》曰："迟者为阴。"《素问·痹论》篇又曰："心痹者，脉不通。"此不通是以脉象的迟、涩、结、代为外在表现，其病理变化多为人体的阳气虚衰、胸阳不振、阴寒内盛、痰浊痹阻、脉道不通，属本虚标实之证。治疗宜益气活血、温阳散寒、化浊通痹。二参麻附汤是在麻黄附子甘草汤的基础上化裁而来的。"麻黄附子甘草汤"出自《伤寒论》，是治疗少阴虚寒证，素体阳虚、复感风寒。麻黄虽为解表之剂，但现代医学研究证实，麻黄碱可以兴奋中枢神经系统，提高窦房结功能，配附子温经助阳、内散阴寒；党参益气健脾，丹参活血化瘀，二药相配益气活血以通痹；附子配党参，温阳益气治其本。以上4味药相配，能提高心室率，消除临床症状。且麻黄用量6~10g，不会引起发汗，也不会引发血压增高。另外，陈皮、厚朴、藿香三药相配，豁痰化浊；加枳壳宽胸通痹。

5. 麻黄附子细辛汤加味

【方源】

麻黄附子细辛汤加味治疗病态窦房结综合征50例〔李忠，等．中国民间疗法，2007，15（2）：35~36〕

【药物组成】

炙麻黄6g　制附片（先煎）10g　细辛3g　人参30g　生黄芪24g　桂枝3g　生地黄12g　淫羊藿12g　炙甘草6g

水煎服，每日1剂，早晚分两次口服。

【功效】

益气温阳，活血通络。主治冠心病，慢性心律失常，心动过缓，病态窦房结综合征。

【验案】

某，男性，70岁，初诊日期2003年5月12日。

主诉：反复胸闷、脉律不齐6年，胸闷加重。

病史：反复胸闷、脉律不齐6年，近2个月来胸闷加重，伴气短、体乏、头晕、失眠，曾晕厥1次。2个月前曾在西安第四军医大学西京医院心内科诊断为"病态窦房结综合征"，24 小时动态心电图提示：窦性心律，最慢心率 38 次/分，最快心率 86 次/分，短暂Ⅱ度Ⅰ型房室传导阻滞，窦性停搏最长 2.50 秒。建议安置起搏器治疗，由于经济困难未做，今来我院寻求中医治疗。现症见：心悸不安，胸闷气短，头昏体乏，腰膝酸软，形寒肢冷，小便清长，舌有瘀斑，脉沉细、结代。

检查：24 小时动态心电图提示：窦性心律，最慢心率 38 次/分，最快心率 86 次/分，短暂Ⅱ度Ⅰ型房室传导阻滞，窦性停搏最长 2.50 秒。

诊断：中医诊断：胸痹，心悸（心肾阳虚，脉络闭阻）。

西医诊断：冠心病，病态窦房结综合征。

治则：益气温阳，活血通络。

方药：麻黄附子细辛汤加味。处方：炙麻黄 6g，制附片（先煎 30 分钟）10g，细辛 3g，人参 30g，桂枝 3g，生地黄 24g，丹参 30g，淫羊藿 12g，炙甘草 10g，五味子 10g，苦参 12g。共 10 剂，每日 1 剂，水煎服，早晚分两次口服，同时停用增强心率的西药。

二诊：上药服 10 剂后，症状减轻，心率为 72 次/分，效不更方，继续以原方为基础随病情变化适当增减药物及剂量。口干时附片减至 6g，并加麦门冬 10g、葛根 10g；便秘时加郁李仁 10g、桃仁 12g。3 个月后复查心电图提示窦性心律，心电图大致正常，心电图阿托品试验阴性；24 小时动态心电图提示：最慢心率 62 次/分，最快心率 123 次/分，平均心率为 75 次/分，房室传导阻滞窦性停搏消失，上述症状轻微或消失，随访 3 年病情稳定，未置心脏起搏器。

〔见《中国民间疗法》，2007，15（2）：35～36〕

【按语】

老年患者多年老体虚，以虚为主，心肾阳虚，气血不足为本，气滞、血瘀、痰饮为标，虚实夹杂，治宜温阳益气。用黄芪、制附子、甘草、淫羊藿、人参益气温阳，麻黄、细辛、桂枝温通心阳，诸药合用，心气得温，阳气得升，脉络通畅，诸症减轻或消失。应用本方时应注意附子、细辛均为有毒之品，老年人肝肾功能相对低下，一定要注意药物炮制、煎法，并及时调整药物剂量，如有兼症，辨证加减。对重症患者要及时收住院治疗，心电监护，对反复晕厥、阿－斯综合征发作者，起搏器治疗仍为首选。

6. 参附龙牡汤

【方源】

《内科疾病名家验案评析》（上册）〔田元祥，等．中国中医药出版社，2000 年〕

【药物组成】

党参 30g 黄芪 30g 黑附块 15g 煅龙牡各 30g 炙甘草 6g 丹参 20g 泽泻 12g 五味子 9g 局方黑锡丹（包）12g

水煎服，每日 1 剂，分早晚服用。

【功效】

救阳敛阴。主治冠心病，室性早搏等。

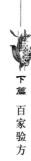

【验案】

俞某，男性，52 岁，初诊日期不详。

主诉：胸闷喘促，动则更甚数月。

病史：患者胸闷喘促，动则更甚，诊断为冠心病已数月，伴阵发性胸痛，肢冷汗出，小便淋漓。舌淡紫薄白，脉细濡不均。

检查：心电图检查示左前束支传导阻滞，室性早搏。

诊断：中医诊断：心悸，胸痹（心肾阳虚，心血瘀滞）。

西医诊断：冠心病，室性早搏。

治则：救阳敛阴，益气活血。

方药：参附龙牡汤 7 剂。水煎服，每日 1 剂，分早晚温服。

二诊：服药后，肢温汗止，脉、舌无明显改变。继以原方出入，去五味子、龙牡，加桂枝、淮小麦，又服 14 剂。14 剂后，胸闷十去五六，效不更方，继服半月后，早搏消失，自觉无任何不适，生活能自理而出院。

〔见《内科疾病名家验案评析》（上册）第 129 页〕

【按语】

本方及本案为吴圣农老中医的效方及典型医案，主治冠心病及室性早搏，证属心肾阳虚者。方中以党参、黄芪、黑附块益气温阳为主药，煅龙骨、煅牡蛎潜阳敛阴、镇心安神，炙甘草、五味子养阴敛阴，丹参配伍党参、黄芪益气活血化瘀。方中尤值一提的是黑锡丹的应用，黑锡丹是《太平惠民和剂局方》中成方，由黑锡、硫黄、川楝子、胡芦巴、木香、炮附子、肉豆蔻、阳起石、沉香、茴香、肉桂、补骨脂 12 味药物组成，其中主要是由温阳补肾及理气药组成，可以用于治疗肾阳虚衰诸证，如肾阳虚衰之哮喘证等。此处应用黑锡丹加强了温阳补肾强心之功效。此方取效于冠心病及室性早搏的治疗，在于临床辨证之准确，因此初诊服7剂即阳回汗止肢温，二诊再加桂枝以通心阳，在温肾阳的基础，再加强通心阳的药物，也起到引药直达病所之功效，因此再服药一月即见良效。本方本案提示我们在临床治病用药辨证是关键，辨证准确即可果断用药。

7. 黄文东治冠心病验方二

【方源】

《老中医临床经验选编·黄文东医案》（上）〔上海中医学院主编（内部参考资料），1977年〕

【药物组成】

桂枝9g 瓜蒌皮9g 旋覆梗9g 郁金9g 赤芍9g 白芍9g 枸杞子9g 降香6g 炙甘草6g 茶树根30g 青皮6g 陈皮6g

水煎服，每日1剂，分早晚服用。

【功效】

温通心阳，理气化瘀。主治冠心病，室性早搏。

【验案】

吴某，女性，52 岁，初诊日期 1974 年 12 月 6 日。

主诉：胸闷、心悸及早搏 2 年，近 1 年早搏频繁发作。

病史：患者患有早搏已经两年，北京某医院诊为"冠心病"。时见心悸、胸闷，近一年早搏发作频繁，伴有睡眠欠佳，时好时坏，四肢麻木，尤以下肢为甚，目干羞明。舌质胖，苔薄腻，脉细数，有结代。

检查：1974 年 11 月 5 日在上海某医院检查，心电图示心率 94 次/分，频发性室性早搏；胸透示主动脉伸展迂曲，左室稍丰满。

诊断：中医诊断：胸痹，心悸（胸阳闭阻，络脉瘀塞）。

西医诊断：冠心病，频发室性早搏。

治则：温通心阳，理气化瘀。

方药：验方 6 剂。每日 1 剂，水煎服，分早晚两次温服。

二诊（12 月 13 日）：服上方后，感觉口干，余症同前无明显改善。原方去桂枝、降香，加佛手片 9g，继服 6 剂。

三诊（12 月 20 日）：自觉心悸、胸闷、下肢麻木等症均减轻，心率 82 次/分，早搏 10 次左右/分。再守原意，以原方去桂枝、青陈皮、降香，加佛手片 6g，继服 4 剂。4 剂药后，诸症改善，再守方继服 18 剂后，胸闷已除，心悸基本消失，脉细带数，无结代，心率 88 次/分，复查心电图提示早搏消失。

〔见《老中医临床经验选编》（上）第 62 页〕

【按语】

本方本案为名老中医黄文东的临床验案。本方主要由通心阳及理气两类药物组成，全方由桂枝薤白瓜蒌汤合旋覆代赭汤加减而成，以温通心阳为主。患者初诊时脉象结代、胸闷、心悸，病由胸阳痹阻、气失宣通、络脉瘀塞、血流不畅所致，方中旋覆梗消痰顺气，郁金理气解郁，降香降气宽胸，瓜蒌滑润散结，此四味有不同程度的"扩冠"或降血脂作用。茶树根对控制早搏有一定的疗效。二诊时患者有口干，故去桂枝、降香之辛温，加佛手片以增强其理气功效。但此方在通阳散结理气的同时，不忘培护心阴心血之本，以白芍、炙甘草、枸杞子滋阴养血益气，因患者病患已久，正气不足，因此治疗时须顾及正气，扶正祛邪，而使邪去正安，心律恢复正常。

8. 强心饮

【方源】

《历代名医医案精华》〔夏翔，等.上海人民出版社，2004，637~638〕

【药物组成】

党参 15g　黄芪 15g　丹参 15g　益母草 30g　茶树根 30g　附块（先煎）9~15g　仙灵脾 12g　黄精 12g　麦门冬 15g　甘草 6g

水煎服，每日 1 剂，分早晚服用。

【功效】

温阳益气，活血强心。主治冠心病、病窦综合征、房室及

下篇　百家验方

束支传导阻滞、窦性心动过缓等。

【验案】

孔某，男性，56岁，初诊日期1982年8月。

主诉：胸闷气短，时欲叹息，伴心前区隐痛。

病史：患者1982年7月卒感胸闷气急，心悸眩晕，脉率30次/分，曾多次昏厥，住某院20余天。心电图示：窦性心动过缓、窦房阻滞、频发交界性逸搏、不完全性干扰性房室分离，阿托品试验阳性。选用附子注射液静滴，能使心率升至50次/分，但不能持久。出院诊断为：病窦综合征，冠心病。现症见胸闷气短，时欲叹息，伴心前区隐痛，四肢不温，乏力畏寒，夜寐欠宁。舌质淡，苔薄，脉迟细。

检查：心率46次/分，心电图示：窦性心动过缓、窦房阻滞、频发交界性逸搏、不完全性干扰性房室分离，阿托品试验阳性。

诊断：中医诊断：胸痹，心悸（气阳两虚，血行不畅）。

西医诊断：冠心病，病窦综合征。

治则：温阳益气，活血强心。

方药：强心饮原方去黄精、附块，加桂枝6g，玉竹12g，赤芍12g，川芎6g，陈皮6g，谷麦芽各12g。每日1剂，水煎服，分早晚两次温服。

二诊：嗣后在原方基础上稍作增删，或加重附子、黄芪用量，二者最多各用至30g；或配以石菖蒲、远志开窍散结等，迭进数十剂。1983年4月20日复诊，胸闷、气短及畏寒怯冷好转，偶有头晕。随访时近两个月来未昏厥过，心率62次/分，心电图提示大致正常。

〔见《历代名医医案精华》第637～638页〕

【按语】

本方本案为朱锡祺老中医的经验方及验案。本方主要针对冠心病、缓慢性心律失常而设，缓慢性心律失常多以阳气两虚为本，兼以血瘀阻络、血行不畅而致。方中主要由益气、温阳、活血药组成，如以党参、黄芪益气，以附块、仙灵脾温阳，以丹参、益母草活血，茶树根为治疗心律失常的有效药物。另加黄精、麦门冬，或用玉竹，是从"无阴则阳无以化"着眼。而在本案中，去黄精，改用玉竹，并加赤芍、川芎、陈皮、谷麦芽，由此可以推断本例患者当有食欲不振、纳差之症，脾胃健运较弱，因此去黄精之碍脾，并加健脾行气之品，既加强脾胃之运化功能，也是诸药更好发挥药效。在随后的复诊中，附子、黄芪最多用量用至30g，在临床上，附子因其温燥性较烈，一般用量不敢太大。但在本案中却用至30g并取得较好的疗效，提示我们在临床辨治中，关键还在于辨证准确，辨证仔细准确，即可大胆用药。

9. 高濯风治冠心病合并病窦验方

【方源】

高濯风治疗心律失常的经验〔刘秀芬，等．中医杂志，1998，34（8）：473～475〕

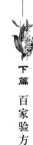

【药物组成】

红参6g　黄芪15g　桂枝9g　制附子6g　山萸肉12g　丹参20g　川芎10g　红花9g　茯苓15g　杏仁9g　炙甘草6g

水煎服，每日1剂，早、晚服用。

【功效】

温阳益气，活血复脉。主治冠心病，病态窦房结综合征，缓慢性心律失常，心动过缓等。

【验案】

赵某，女性，62岁，初诊日期1991年9月3日。

主诉：发作性心悸、乏力、头晕5年，加重2个月。

病史：患者诉发作性心悸、乏力、头晕5年，加重2个月，脉率缓慢，最慢时37次/分，来门诊查心电图示：窦性心动过缓，心肌缺血。阿托品试验阳性。窦房结电图检测结果：窦房结起搏功能下降。诊断为冠心病、病窦综合征。曾用西药治疗，疗效不显。现症：心悸气短，胸闷，畏寒，手足不温，舌质暗苔白滑，脉沉细迟（脉率48次/分）。

检查：心电图示窦性心动过缓，心肌缺血。阿托品试验阳性。窦房结电图检测结果：窦房结起搏功能下降。

诊断：中医诊断：心悸，胸痹（心肾阳虚）。

　　　　西医诊断：病态窦房结综合征，冠心病。

治则：温阳益气，活血通脉。

方药：验方加减。处方：太子参20g，黄芪15g，桂枝9g，制附子6g，山萸肉12g，麻黄6g，细辛3g，丹参2og，川芎10g，红花9g，杏仁10g，炙甘草3g。水煎服，日1剂，早晚2次分服。

服药 3 剂时，心率开始上升，2 周后心率达 56 次/分，头晕、心悸减轻，但口干少津，后在方中加：麦门冬 10g，五味子 6g。继服 7 剂药后，心率 60 次/分左右，舌淡红而润，脉沉缓，偶有结象，加桂圆肉 30g 继续服用。1991 年 10 月 30 日复诊，自述近 1 个月来，心率持续在 60 次/分以上，今心率 66 次/分，律整，无不适感。复查心电图：窦性心律；ST－T 段无动态改变。停服中药，本案随访至 1992 年 11 月 3 日，心率持续在 64 次/分以上，无不适。

〔见《中医杂志》，1998，34（8）：473～475〕

【按语】

本案患者病程较久，久病及肾，病情深重，心、脾、肾三脏阳气皆虚，尤以心肾阳虚为甚，心脉失于温煦鼓动，气血运行之机不利，故脉应之而结。本证主要见于多种心脏病心功能不全伴发心律失常以及病态窦房结综合征和严重的传导阻滞。益心气、温心阳、通心脉为该病的治疗大法。方中红参、黄芪大补元气；桂枝、附子温阳散寒，使阳气振奋，鼓动有力；山萸肉益阴养血补肝肾，固虚脱，与桂、附相伍，阳得阴助则生化无穷；丹参、川芎、红花活血化瘀；茯苓、杏仁、甘草宣肺气、化痰饮以开胸中之痞塞。方中附子辛热燥烈，用治心律失常，若非阳虚已甚，不可妄投，既用量也宜轻，3～6g 足矣，应先煎 20 分钟，且不可久服。症见心动过缓者可加麻黄 6g，细辛 3g；尿少、水肿者，加葶苈子 9g，泽泻 l5g。

10. 芪加生脉饮

【方源】

芪加生脉饮治疗缓慢性心律失常 36 例临床观察〔王诗伟. 湖南中医药导报，2003，9（1）：27〕

【药物组成】

黄芪 30g 刺五加 15g 补骨脂 10g 红参（另炖）10g 麦门冬 15g 五味子 10g 丹参 18g 黄精 15g 桂枝 10g 炙甘草 10g

水煎服，每日 1 剂，早、晚服用。

【功效】

益气养血，温通心阳。主治冠心病，缓慢性心律失常，病态窦房结综合征，心动过缓等。

【验案】

胡某，男性，62 岁，初诊日期 2001 年 4 月 12 日。

主诉：心悸、头晕、乏力伴气短懒言半月余。

病史：患者心悸、头晕、乏力、气短懒言，面色㿠白，曾突然晕倒两次，查舌淡、苔薄白，脉沉细无力。诊断为"病态窦房结综合征"，西医建议接受起搏器治疗，因经济原因求治于中医。

检查：血色素 9g。心电图示：窦性心律 42 次/分，ST－T 缺血性改变。阿托品试验心率达 80 次/分。

诊断：中医诊断：胸痹，心悸（气血双亏，阳气不足，阴寒内结）。

西医诊断：冠心病，病态窦房结综合征。

治则：益气养血，温通心阳。

方药：芪加生脉饮加减。处方：黄芪30g，刺五加15g，补骨脂10g，红参（另炖）10g，麦门冬15g，五味子10g，丹参30g，黄精15g，阿胶（烊化）10g，附子6g，干姜6g，桂枝10g，炙甘草10g。7剂，每日1剂，水煎服，分两次温服。

二诊：服药后自觉症状明显改善，要求继续服药，效不更方继服5剂，心率提高到65次/分，心电图恢复正常，为巩固疗效将上药加大10倍量制成蜜丸，每服9g，1日两次，1年后随访心率在70次/分左右，一般情况良好。

〔见《湖南中医药导报》，2003，9（1）：27〕

【按语】

冠心病合并病态窦房结综合征，其病位在心，而病机多为气血不足、心阳鼓动无力，心脉搏动迟缓从而产生一系列诸如心悸、怔忡、眩晕、气短乏力、神疲懒言，甚或晕厥等症状。心本乎肾，肾为先天之本，内藏元阴元阳，五脏之机能活动全赖元阳的温煦和推动。若心肾阳虚，温煦无权，气血运行不畅则脉迟，证寒。若肾阳强壮，心阳得助，则心脉搏动有力，诸证皆除。在临床辨证中加入温肾助阳之品，可提高疗效，故在生脉饮中加黄芪、刺五加以补气；补骨脂温肾助阳、兴奋心脏；丹参、黄精益气活血；桂枝、炙甘草温通心阳、补气养心。诸药合用旨在使心脉运行加强，血液流变通畅，临床症状得以改善。临床观察，黄芪加生脉饮对冠

下篇
百家验方

心病、缓慢性心律失常患者确有较好疗效，改善患者自觉症状令人满意。

11. 柯雪帆治冠心病验方

【方源】

《古今名医临证金鉴·心悸怔忡卷》〔单书健，等．中国中医药出版社，1999 年〕

【药物组成】

人参 3g　熟附块 9g　白术 9g　桂枝 15g　生姜皮 9g　泽泻 9g　芍药 9g　猪苓 9g　茯苓 9g

水煎服，每日 1 剂，早、晚服用。

【功效】

温阳益气，利水通阳。主治冠心病，心房纤颤，心力衰竭。

【验案】

郑某，女性，63 岁，初诊日期不详。

主诉：汗出，恶寒，肢冷，心悸，水肿，气急不能平卧数日。

病史：患者半月前感受风寒，咳嗽流涕，痰白而黏，继而水肿，由足背开始，蔓延到腰腹。胸腹胀闷，纳减，尿少，完谷不化。近日病情加重，汗出，恶寒，肢冷，心悸，气急不能平卧。现症见患者面色苍白，口唇青紫，神倦嗜睡，语声低微，颈静脉怒张，舌色紫暗，苔白腻，脉细数，1息7至，叁伍不调，有不规律停搏。

检查：体温36℃，呼吸42次/分，心率140次/分，有缺脉，心律不齐，收缩期杂音Ⅱ～Ⅲ级，心尖搏动增强，心界向两侧扩大。两肺底可闻及弥漫性湿啰音，腰围91cm，腹部有移动性浊音。心电图示：心房纤颤，心肌损伤。眼底检查：高血压性眼底，动脉硬化。

诊断：中医诊断：心悸，胸痹（阳虚水泛，肾不纳气）。

西医诊断：心房纤颤，冠心病，心力衰竭。

治则：温阳益气，利水通阳。

方药：验方3剂，每日1剂，水煎服，分两次温服。

二诊：药后，第二天足转温，小便倍增，虚喘得卧，脉数转缓；第3天，心率降为80次/分，能平卧，略有咳嗽。再以原方加：海浮石12g，苏子9g。继服6剂后，肺部啰音消失，腰围减为82cm，腹部移动性浊音消失，仅足背轻度水肿。

〔见《古今名医临证金鉴·心悸怔忡卷》第148～149页〕

【按语】

本方本案为柯雪帆老中医的验方验案。本方实为真武汤合五苓散组成，二方均为《伤寒论》方，真武汤能温脾肾之阳以化水气，五苓散通阳利水，人参与附子相配，温阳益气防气脱。本方可用于亡阳证的急救，如本案患者出现汗出、肢冷、口唇青紫、神倦嗜睡、语声低微等亡阳症状，虽有气急不能平卧、咳嗽等外邪恋肺、肺气不宣之证，但不是患者此时的主要矛盾。根据表里同病、里证阳虚而重者应"急当救里"的治疗原则，不解表，但温里，而处以本方温阳救急。本案是心律失常合并心力衰竭的病例，急则治标，本案患者已经出现亡阳之重证，以急救其心衰为主。心力衰竭以阳气虚衰为基本病机，阳虚为本，可合并水饮、痰热、痰湿、瘀血等实邪，治疗可标本同治，即温阳益气与利水、化痰饮、活血化瘀等法并用。本案病机为阳虚水泛，故以本方温阳益气、利水通阳取得良效。当心衰情况得以改善以后，心律失常的情况也随之好转。临床上，治疗心律失常时，一定要注意原发病或合并病的治疗。

12. 王亚龙治冠心病验方

【方源】

王亚龙临证医案辨析〔邱朝森．黑龙江中医药，2000，(5)：2~3〕

【药物组成】

党参15g　黄芪20g　生地黄15g　丹参15g　麦门冬15g当归9g　肉苁蓉15g　炙甘草6g　肉桂（后下）3g　黄精15g枸杞子15g　大枣7枚

水煎服，每日1剂，分早晚服用。

【功效】

益气温阳，心肾通调。主治冠心病等。

【验案】

宋某，男性，72岁，初诊日期1997年11月20日。

主诉：胸闷、胸痛伴心悸5年余，加重1个月。

病史：患者有冠心病史5～6年，伴有高血压，长期服用丹参片、双嘧达莫及降压药，曾多次进行中医和西医治疗，但效果不理想。近1个月来时常心悸、胸闷、胸痛，痛时牵及左肩背，身感乏力，四肢麻木，尤以下肢为甚，目干羞明，舌苔薄白，脉象细弦。

检查：心电图示"T波中度改变"，血压20/13.3kPa。

诊断：中医诊断：胸痹（肝肾两亏，阴阳失衡，心气不
　　　　足，血脉不和）。

　　　西医诊断：冠心病。

治则：益气温阳，心肾同调。

方药：验方7剂，每日1剂，水煎服，早、晚温服。患者坚持服药3月余，胸闷、胸痛症状缓解，由初诊需家人陪伴至自行来院就诊，血压控制正常，复查心电图示"大致正常心电图"。

〔见《黑龙江中医药》，2000，（5）：2～3〕

【按语】

临床治疗"冠心病"，大多以宽胸理气、温通心阳、化痰通络、活血化瘀等法则治之。明代张介宾曰："天之大宝，只此一九红日，人之大宝，只此一息真阳"。王老认为此即老年人易患冠心病的症结，因为老年人肾阳不足，心气已虚，气化不全，则血滞成瘀。正如赵养葵所述"元宵之鳌山走马灯，拜者舞者、飞者走者，无一不具，其中间惟是火一耳……"

根据《内经》中天人合一的观点，利用民间走马灯的事例来突出人体肾阳的重要性，结合冠心病本虚标实的机理，本医案提出以益气温阳法治之。方药中黄精入脾肺二经，视为平补之剂，《本草纲目》记载"补诸虚……填精髓"，在此配伍肉苁蓉则走肾经，肉苁蓉性温而柔润，又是肾经血分之药，气血相益，两相兼顾；肉桂辛甘大热，温中补阳，配伍益气药，有鼓舞气血生长之功，加上生地黄的监制作用，则无性温刚燥之弊；丹参活血养血，素有扩张动脉血管专长之称；黄芪、党参、当归等药益气养血活血。方意注重阴阳平衡，心肾同治，气血并进，药少味精而功专。

13. 桂枝加炙甘草汤加味

【方源】

桂枝加炙甘草汤加味治疗冠心病心律失常〔郭金陵．黑龙江中医药，2000，(5)：41~42〕

【药物组成】

炙甘草10g　桂枝8g　党参15g　黄芪20g　炒白术10g　熟地黄10g　当归10g　酸枣仁10g　炙远志8g　大枣5枚　生姜3片　苦参10g　煨木香8g

水煎服，每日1剂，早、晚服用。

【功效】

益气通阳，滋阴复脉。主治冠心病，心动过缓，房性早搏等。

【验案】

殷某，女性，69 岁，初诊日期 1998 年 4 月 15 日。

主诉：胸闷、气短、心悸、头晕近 2 月，加重 1 周。

病史：患者感胸闷、气短、心悸，伴神疲乏力、面色少华、头晕失眠、纳食一般，舌质淡有瘀斑，苔薄白，脉细结代。

检查：心电图示心动过缓，心室率 50 次/分，频发性房性早搏，心肌呈缺血性改变。二维 B 超示冠心病，心律失常。

诊断：中医诊断：胸痹，怔忡（气血两虚，心阳不振）。

西医诊断：冠心病，心动过缓，早搏。

治则：益气通阳，滋阴复脉。

方药：桂枝加炙甘草汤加味。处方：炙甘草 10g，桂枝 8g，党参 15g，黄芪 20g，炒白术 10g，熟地黄 10g，当归 10g，酸枣仁 10g，炙远志 8g，大枣 5 枚，生姜 3 片，苦参 10g，煨木香 8g。每日 1 剂，水煎服，分 2 次温服。环常绿黄杨碱 5 粒，每日 3 次。

二诊：上药服用 7 天后，自觉症状好转，胸闷气短、心悸、乏力、失眠症状改善。心率 58 次/分，早搏 3～4 次/分，继用原方加减治疗 1 月后，心率恢复到 64 次/分，早搏消失，心肌缺血改善，心电图提示正常心电图，随访未复发。

〔见《黑龙江中医药》，2000，(5)：41～42〕

【按语】

本案为冠心病伴心律失常之心动过缓，其发病机制为年迈体虚、气血亏虚、心阳不振所致，亦可因气虚而致血行瘀滞，血虚则心脉失于濡养，鼓动失常，致心动悸、脉结代作矣。证属虚中夹实、本虚标实之候。桂枝加炙甘草汤中炙甘草甘温，益气补中，化生气血，为复脉之本；党参、大枣补脾养心，以资气血生化之源；桂枝、生姜辛温通阳；熟地黄、当归滋阴补血，以养心血、补心阴；酸枣仁、远志宁心安神；苦参经药理分析证实：具有明显抗心律失常的作用，诸药合用，心气足、心阳充、心血足而血脉充，气血流畅则脉始复常。加煨木香行气，使之补而不滞。本案在桂枝加炙甘草汤基础上加黄芪、白术、当归加强益气养血、健脾温阳的作用，更有利于充盈心脉。环常绿黄杨碱具有扩血管抗心律失常作用，并能增加冠脉流量，降低心肌耗氧量，与桂枝加炙甘草汤合用相辅相成，取得更为显著的疗效。

14. 沙星垣治疗冠心病验方

【方源】

《胸痹心痛古今名家验案全析》〔李东晓主编. 科学技术文献出版社，2004，189~190〕

【药物组成】

桂枝 10g　柴胡 10g　当归尾 10g　桃仁 10g　红花 5g　干姜 6g　川芎 10g　赤芍 10g　延胡索 10g　郁金 10g　木香 5g　甘草 3g

水煎服，每日 1 剂，早、晚服用。

【功效】

温阳活血，化瘀止痛。治疗冠心病心绞痛等。

【验案】

孙某，男性，42 岁，初诊日期不详。

主诉：胸前区疼痛 1 年。

病史：患者为某医院外科医师，1 年前在外科手术后突感胸前区一阵疼痛，约 5 分钟后自行缓解，嗣后半个月内发作两次，发作时用硝酸甘油含服得以缓解，但未能阻止发作，虽经休息亦然，乃改用中药。现症见：胸痛发作不定，痛作时肢端不温，舌尖绛，有点刺、有瘀点，舌苔薄白，脉沉细。

检查：心电图检查诊断为冠心病、心绞痛。

诊断：中医诊断：胸痹（胸阳痹阻，气血瘀阻）。

西医诊断：冠心病心绞痛。

治则：温阳活血，化瘀止痛。

方药：验方 15 剂，水煎服，早晚温服，每日 1 剂。服 5 剂后胸痛未再发作，乃去桂枝、干姜、延胡索，加：丹参 10g，生地 10g，茯苓 10g 等。调理 3 个月，心电图检查正常。再予以养阴和络、化瘀活血之方继服。1 年后随访，病情稳定，未复发，恢复正常工作。

〔见《胸痹心痛古今名家验案全析》第 189～190 页〕

【按语】

冠心病为本虚标实之病，痰浊和血瘀为其常见标实之症。由于痰饮留积于上焦，阳气不得展布，升降枢机不利，症以胸闷、短气不续为主，辨为痰浊型；由于阳气虚衰，以致气血凝阻经络，症见胸前区疼痛为主，多数发作不定，轻重缓急不一，舌尖见绛紫或青紫，有瘀斑为其特征。本例患者符合血瘀型之特点，故将其辨证为胸阳不振、气血瘀阻，本方以桃红四物汤为主方去地黄加柴胡、延胡索、郁金、木香行气活血止痛，桂枝、干姜温通经脉，甘草调和诸药，取得满意疗效。

益气养阴、化瘀通脉类方

忧愁思虑则伤心，房劳过度则伤肾，劳作过度则伤气，故过度劳累，往往造成心肾不足，气血虚少；或因先天禀赋不足，或因年迈体弱等，致心之气阴亏损，阴不敛阳，心阳浮越，扰及心神，心脉失养，而致冠心病的发生。症见心胸疼痛时作，或灼痛，伴有心悸怔忡，心烦少寐，口苦，舌红苔少，脉细数等；或心痛时作，遇劳则发，伴胸闷、头晕心悸，少气乏力，心烦失眠，面白无华，舌偏红苔薄，脉细弱等。治以益气养阴、化瘀通脉，临床常选用复脉汤、生脉饮加减等。药用炙甘草、麦冬、生地黄、酸枣仁、党参、五味子、丹参、桃仁、红花、延胡索等。

1. 炙甘草汤

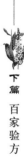

【方源】

汉·张仲景《伤寒论》

【药物组成】

炙甘草 12g　生姜（切）9g　人参 6g　生地黄 30g　桂枝 9g　阿胶 6g　麦门冬 10g　麻仁 10g　大枣 5～10 枚

除阿胶外，余药混合水煎煮，药汁倒出后，加入清酒 10ml。另将阿胶烊化，分 3 次兑入药汁中搅匀服。每日 1 剂，分 3 次口服。

【功效】

益气滋阴，补血复脉。主治冠心病伴心律失常等，证属气血不足者。

【疗效判定】

曹晶等以炙甘草汤加黄芪、赤芍、丹参、瓜蒌、川芎治疗冠心病室性早搏患者 104 例，水煎服，每日 1 剂；并设对照组 70 例予以美西律 100mg，复方丹参 3 片，消心痛 10mg，均每日 3 次，口服。两组服药前 1 周停用其他抗心律失常药，30 天为 1 个疗程。结果：治疗组总有效率为 96.2%（100/104），对照组为 74.3%（52/70），两组比较，P < 0.01，说明炙甘草汤治疗组治疗冠心病室性早搏疗效明显优于西药对照组。

〔见曹晶，金祥银．加味炙甘草汤治疗冠心病室性早搏 104 例．广西中医药，2001，24（1）：10～11〕

【按语】

冠心病室性早搏从其临床表现看，属中医"胸痹"、"心悸"、"怔忡"范畴，临床上虽有痰瘀互结、气虚血瘀、心虚胆怯、阴虚火旺等型，但其根本病机为本虚标实，本虚以心气、心血、心阴不足为根本；标实以痰瘀互结为表现。从我们临床观察看，冠心病室性早搏患者具有虚实夹杂，寒热错杂，病程较长的特点。患者多因先天禀赋不足，或缘于外感内伤耗气损阴。气虚而导致血瘀、痰阻；阴亏而引起内热内生，扰乱心神，致使心动悸不安。血虚则不能养心而致心悸、心烦。而心血瘀阻、痰浊内阻可以相互影响而成痰瘀互结之证。痰瘀郁结久之可化热耗气，又可加重心虚胆怯、阴虚火旺之证。所以治疗本病时应以益心气、补心血、安心神为主，佐以祛痰化瘀。

历代医家认为，炙甘草汤具有益气养血、滋阴复脉之功效，无论气虚血少、心肾阴虚均以此方为基础加减化裁。本方中炙甘草甘温益气、缓急养心为主，辅以黄芪、党参、大枣益气补脾养心；生地黄、麦冬、火麻仁、阿胶滋阴养血；川芎、丹参、赤芍、瓜蒌为佐使祛瘀化痰；桂枝、生姜温阳通脉，使气血通畅，则脉始复常。诸药合用，有益心气、养心血、振心阳、复血脉、祛瘀化痰之功效。

炙甘草汤出自东汉张仲景的《伤寒论》第 177 条 "伤寒脉结代，心动悸，炙甘草汤主之"，原方剂量为：甘草（炙，四两）、生姜（切，三两）、人参（二两）、生地黄（一斤）、桂枝（去皮，三两）、阿胶（二两）、麦门冬（去心，半升）、麻仁（半升）、大枣（擘，三十枚）。现代应用此方治疗疾病，药物的剂量该如何把握呢？根据柯雪帆教授的研究认为，东汉时期的计量单位与现代对应起来分别是：1 斤 = 250g，1 两 = 15.625g，1 升 = 液体 200ml，1 合 = 20ml，1 圭 = 0.5g，1 撮 = 2g，1 铢 = 0.7g，1 方寸匕 = 2.74g 等。此方若按此标准换算成现代的剂量则分别约为：炙甘草 62g，生姜 47g，人参 31g，生地黄 250g，桂枝 47g，阿胶 31g，麦门冬 100ml，麻仁 100ml，大枣 30 枚。而现代临床应用此方治病是很少用到如此大的剂量的，这也许是现代临床应用此方不能取得最为满意疗效的原因之一。故临床上应用本方，剂量上应适当考虑缩小原方剂量与现代临床常规剂量之间的差距。

2. 活脉汤

【方源】

活脉汤治疗心律失常 88 例疗效观察〔卢灿辉，等．中医药学报，1997，(5)：7〕

【药物组成】

丹参 30g　川芎 5g　党参 20g　麦门冬 20g　北五味子(打碎) 10g　浮小麦 60g　大枣 8 枚　炙甘草 30g　黄芪 15g

水煎服，每日 1 剂，早、晚服用。

【功效】

益气滋阴，活血通脉。主治冠心病，心动过缓等。

【验案】

王某，男性，68 岁，初诊日期 1996 年 5 月 13 日。

主诉：左胸闷痛，怔忡 15 天。

病史：患者患冠心病合并高血压 8 年。左胸闷痛、怔忡 15 天，自服硝酸甘油、硝苯地平无明显改善。现左胸有压迫性闷痛，气短急，心惊悸，微汗，体倦乏力，头晕，睡眠欠佳，纳差，唇暗，舌淡红，尖边多瘀点瘀斑，有齿印，苔薄白，脉迟而结。

检查：心界向左扩大，心音低钝，心尖区有Ⅱ级收缩期吹风性杂音，心率48/分，血压22/14.9kPa。心电图检查显示ST段压低伴T波倒置，完全性房室传导阻滞，交界性逸搏心律。

诊断：中医诊断：胸痹，心悸（气阴不足，心脉瘀阻）。

西医诊断：冠心病，心动过缓。

治则：益气滋阴，活血通脉。

方药：活脉汤加减。处方：高丽参（另炖）10g，北五味子（打碎）10g，丹参30g，炙甘草30g，桂枝5g，麦门冬20g，田七20g，浮小麦60g，大枣8枚，郁金15g，黄芪15g，瓜蒌仁15g。日煎服2剂。

二诊：4天后症状明显改善，心率60/分，血压18.9/13.1kPa。效不更方，改每天为1剂，共10剂。

三诊：10天后，全身症状基本消失，心率64/分，血压18/10kPa，心电图检查T波低平。上方高丽参改用党参，去郁金、瓜蒌仁、桂枝，每天1剂，服20剂后，诸症基本消失，心率正常。心电图检查尚有不完全性房室传导阻滞，其余正常，嘱用三诊处方制成散剂内服。半年后随访，一切正常。

〔见《中医药学报》，1997，（5）：7〕

【按语】

本方实由生脉散、甘麦大枣汤加丹参、川芎、黄芪而成。方中人参、黄芪大补元气，益心、肺、脾三脏；浮小麦养心气，安心神；麦门冬、五味子养阴生津；炙甘草和中缓急；大枣益气健脾；丹参、川芎活血通脉。全方具有补气养阴、宁神活血功效，药性较平和，但具有显著的强心作用。临床观察，益气药与活血药配伍使用，能更好促进血运、改善微循环、改善心肌缺血缺氧状态，能加速修复心脏损害，降低心律失常的发生率，对于方中药物的品种和剂量，在临证要灵活运用才能提高疗效。如方中的人参，现代有随证选用高丽参、西洋参、党参、太子参，要注意若气脱阳微重证者，非高丽参莫属，且剂量宜大，一般要在10g以上，本案医者曾在临证开笔30g，抢救了不少垂危病例。若是气阴两虚重症，应选用西洋参，少则10g，多则30g。病在恢复期中，可分别选用党参、太子参替代之。另外，方中炙甘草、浮小麦两味也是养心复脉要药，用量要大。

临证观察，本方除了能调整心律外，对血压有双向作用，应用大剂量高丽参救治低血压及休克有明显疗效，若选用党参、太子参，则对升压、降压作用缓慢，持久平和。本方对于神经官能症、癔病等引起的心律失常效果甚为满意。临证观察，中老年人器质性心脏病引起的心律失常，临床常见有不同程度血瘀证，瘀血不去，脉道不畅，因此在本方丹参、川芎的基础上，随血瘀证的程度酌加其他活血化瘀药，如当归、赤芍、桃仁、红花、田七等，以活血通脉，改善微循环，提高疗效。

3. 补气强心汤

【方源】

补气强心汤治疗冠心病的临床观察〔刘梓廉，等．广东药

学院学报，2000，16（4）：321～323〕

【药物组成】

炙黄芪50g　苦参20g　丹参20g　川芎10g　三七粉（另吞）5g　酸枣仁10g　五味子15g　茯苓20g　白术10g　葛根20g　山楂20g　制半夏15g

水煎服，每日1剂，早、晚服用。

【功效】

补益心气，活血化瘀。主治冠心病，心律失常，高脂血症等。

【验案】

某，男性，63岁，初诊日期不详。

主诉：胸痛6年余，加重15天，伴胸闷、心悸、气短、头晕等。

病史：1993年初常在深夜或清晨出现胸骨后压迫性疼痛，每次约1～2分钟，每月发作3～4次。舌下含服硝酸甘油、口服硝苯地平可缓解。1995年冬起发作次数逐年增加，时间延长，每周发作5～6次，每次10～30分钟，伴胸闷、心悸、气短、头晕、失眠，心情欠佳时尤其明显。嗜烟酒，吸烟40多年，每天1～2包，间断饮白酒100～300ml。

检查：神清，心肺未发现明显异常。心绞痛发作时心电图示：STV4－6抬高0.1～0.2mV，Holter示：多发室性早搏、阵发性室性心动过速。超声心动图：左室节段性运动障碍、冠状动脉造影前降支狭窄60%。

诊断：中医诊断：胸痹，心悸（心气不足，心脉瘀阻）。

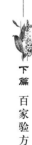

西医诊断：冠心病，心律失常。

治则：补益心气，活血化瘀。

方药：补气强心汤 7 剂，水煎服，早晚两次口服。经服补气强心汤 7 剂后，上述症状缓解，21 剂后，除偶有胸闷外，无其他不适。查甘油三酯 2.8 mmol/L、总胆固醇 6.8 mmol/L，心电图正常。Holter：偶见室性期前收缩。超声心动图：左室节段性运动障碍明显减轻。

〔见《广东药学院学报》，2000，16（4）：321～323〕

【按语】

本方中重用黄芪主药，以益气强心。现代药理研究表明：黄芪含有多种氨基酸、蛋白质、微量元素等成分，具有增强机体免疫功能、强心抗衰老等作用。组方黄芪用量大，蜜炙用药以缓解量大温燥之特性，发挥其益气之功效，配伍丹参、川芎、三七活血化瘀、通络止痛、养心安神；酸枣仁、五味子镇静安神；茯苓、白术补气健脾、利湿利水。若属痰瘀交阻，制半夏可除痰湿；山楂具有降低低密度脂蛋白，提高高密度脂蛋白的作用，从而减轻或延缓冠状动脉硬化作用。葛根、苦参含黄酮类成分，具有明显抗心律失常作用。故本方具补益心气、活血化瘀，对于冠心病心绞痛，或冠心病合并心律失常，或冠心病合并高脂血症均有较好疗效。本方经临床 63 例病人应用观察，结果治疗冠心病疗效显著，尤其是延缓及改善舒张功能有独特作用。

4. 益气活血汤

【方源】

更年期妇女冠心病心绞痛的中医辨证治疗〔李洪新. 中华中医药杂志，2007，22（9）：656〕

【药物组成】

太子参 30g　麦门冬 15g　生地黄 15g　枸杞子 15g　女贞子 15g　田七（先煎）15g　丹参 30g　木香（后下）12g　沉香（后下）12g　延胡索 15g

水煎服，每日 1 剂，早、晚服用。

【功效】

滋养心肾，活血止痛。主治冠心病，更年期综合征等。

【验案】

某，女性，50 岁，初诊日期不详。

主诉：反复心前区疼痛 2 年。

病史：反复心前区疼痛 2 年，呈灼痛或刺痛，疼痛向左肩部放射，每次发作持续 5～10 分钟，每天发作 1～2 次或数天 1 次。劳累则加重，含服硝酸甘油可暂缓解。月经紊乱两年余，经量少。常面部烘热或发红，汗出，心悸心烦，头晕耳鸣，失眠多梦等，舌暗红，舌苔少，脉细略数。

检查：血压：14/12kPa，神志清，呼吸平稳。两肺未闻及

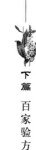

啰音。心界不大，心率92次/分，各瓣膜听诊区未闻及杂音。实验室检查：胆固醇6.9 mmol/L，甘油三酯2.1mmol/L。心电图检查：Ⅱ、avF，V4-6中ST-T段双向或倒置。X线检查：心肺未见实质性病变。

诊断：中医诊断：胸痹（心肾阴虚，心血瘀阻）。

西医诊断：冠心病不稳定型心绞痛，更年期综合征。

治则：滋养心肾，活血止痛。

方药：西医予消心痛10mg/次，1日3次，谷维素30mg/次，1日3次。中药予益气活血汤14剂，每日1剂，水煎服，早晚温服。

患者连服2周后，临床症状减轻，心绞痛发作次数减少，服药5周后临床诸症均消失。

〔见《中华中医药杂志》，2007，22（9）：656〕

【按语】

女性在进入更年期后冠心病心绞痛的发病率往往增高，除常见心悸、胸痛、胸闷等症状外，还出现妇女更年期的一系列症候群，其中表现为心肾阴虚或肾虚肝郁两型较多见。临床上多表现为心悸，头晕耳鸣，失眠多梦，心烦，腰膝酸软，心前区灼痛或闷痛，月经紊乱，经量少，舌质红或暗红，苔薄白，脉细数，此型多属素体阴虚，或思虑过度，耗伤营阴；或痰热灼伤心阴，致心肾阴虚，虚火内炽，营阴涸涩，心脉不畅。临床主要表现为心前区疼痛，两胁胀满，善太息，头晕耳鸣，腰膝酸软，月经量少或绝经，舌红或暗红，苔白，脉细弦。此证多因劳倦内伤导致肝肾阴虚，水不涵木，木失条达，气滞血瘀，心血瘀阻所致。本例患者心悸心烦，失眠多梦，头晕耳鸣，心前区灼痛，舌暗红苔少，脉细等，为心肾阴虚，心脉不通之证。根据"虚则补之，实则泻之"，"不通则痛，通则不痛"的理论，予太子参、麦门冬、生地黄、枸杞子、女贞子滋养心肾；丹参、田七活血通脉；木香、沉香、延胡索理气止痛。诸药合用，达到通补兼顾，标本同治的目的。

5. 三参一地首乌汤

【方源】

《冠心病治疗经验》〔许仕纳.《光明中医》，2003，18（6）：59～60〕

【药物组成】

生地30g　丹参30g　首乌30g　豨莶草30g　粉葛根20g 瓜蒌15g　炒枣仁15g　玄参15g　黄精15g　薤白10g　半夏10g　郁金10g

水煎服，每日1剂，分早晚服用。

【功效】

润燥养阴，补虚通痹。主治冠心病等。

【验案】

鄢某，男性，68岁，初诊日期2000年7月9日。

主诉：胸闷心悸7月余，伴口干心烦、夜寐欠佳等。

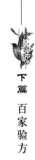

病史：患者有冠心病史，因突发亚急性下后壁心梗于1999 年 12 月 24 日在省级某医院行心脏搭桥术。半年后突发血栓形成，行右下截肢术。术后患者胸闷心悸，口干心烦、寐欠佳等，长服西药及安眠药诸症不解，转来中医治疗。诊见患者神清、体健，除上症外，亦有阵发右下肢截肢处痹痛难当，诱发心绞痛。舌红，苔白夹黄微腻，脉细弦。

检查：血压 17.3/9kPa。

诊断：中医诊断：胸痹（肝肾阴虚，气阴亏损，痰瘀交阻，络脉痹阻）。

西医诊断：冠心病。

治则：润燥养阴，补虚通痹。

方药：三参一地首乌汤，共 7 剂，每日 1 剂，水煎服，早晚两次温服。连服 7 剂后，诸症缓解。夜寐安然入睡。嘱其隔日 1 剂防治。此后患者几度反复，因截肢痹痛难忍，诱发心绞痛，另则容易感冒，疲乏胸闷等。遂照上方据症分别临时加入全蝎6g 或蜈蚣 1~2 条研末冲服；以及羌活 10g、黄芪 30g 等实表驱邪。两年半来病情稳定。

〔见《光明中医》，2003，18（6）：59~60〕

【按语】

年老体衰、阴阳亏损、气血不足所导致的脏燥枯萎、脉道涩滞是冠心病产生的病理基础，治疗本病宜精、血、津液并调。本方治疗本病取"阴能生气、凉血散血"之义，既补脾肾，又散瘀血。在临床运用中，根据阴阳互根、气血并调的原则，分别佐以桂、附、术、芪。心悸者加枣仁安神；脉缓者加玉竹强心；肠燥便秘加火麻仁，取其药性滑利，能益脉行血之功能。养阴药具有改善血管壁功能，起到"治本"之效能，在康复期能达到延缓和控制心血管病情，即使在胸痹心痛发作期，也应见缝插针地运用。由于本方多为阴柔味厚黏腻之品，可加紫苏、苍术等健脾理气或消导药。脏燥脉枯、血道涩滞，治疗还贵在宣通，用药无不从宣通气机、流通气血入手。如本方中葛根具疏利经输，遵从仲景意，抓住"解肌"这一要领；此外，本品"滋阴筋而舒其牵引"，不仅适用于颈源性心绞痛兼见肩背酸痛者，对高血糖、高血脂、动脉硬化性冠心病，症见胸闷、口干者，同样有效。

6. 益气化痰通瘀汤

【方源】

益气化痰通瘀法治疗老年冠心病 35 例〔方显明．辽宁中医杂志，1990，（1）：34～35〕

【药物组成】

党参 18g　白术 15g　五指毛桃根 30g　法半夏 10g　枳实（或枳壳）6g　橘红 6g　茯苓 15g　竹茹 10g　丹参 15g　山楂 15g　甘草 5g

水煎服，每日 1 剂，分 2～3 次服用。

【功效】

益气养阴，化痰通瘀。主治冠心病，心律失常等。

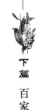

【验案】

颜某，男性，68 岁，初诊日期 1987 年 4 月 18 日。

主诉：发作性胸痛 3 个月，伴胸闷、气短、心悸。

病史：患者诉发作性胸痛近 3 个月，每日 1 或 2 次，每次约 10 分钟。伴见胸闷，气短，心悸，偶有心跳暂停，头晕乏力，面晦，舌暗红少苔，脉弦细有间歇。

检查：血压 14.7/10.4kPa，心率 87 次/分，节律不整。心电图示：①心肌损害（ST 段下移）；②频发房性早搏伴室内差异性传导。

诊断：中医诊断：胸痹，心悸（气阴两虚，痰瘀阻络）。

西医诊断：冠心病心绞痛，心律失常。

治则：益气养阴，化痰通瘀。

方药：益气化痰通瘀汤加减。处方：党参 18g，麦冬 15g，五味子 6g，法半夏 10g，橘红 6g，枳壳 6g，茯苓 15g，瓜蒌壳 12g，竹茹 10g，五指毛桃根 30g，炒枣仁 15g，甘草 5g，田三七末（冲服）3g。共 10 剂，每日 1 剂，水煎服，每日 2～3 次。另嘱煎服西洋参 10g，每周 2 次。

服药后胸痛消失，胸闷、心悸减轻，消心痛由每次 2 片，每日 3 次，改为每次 1 片，每日 1 次。

守方调治 1 月，症状基本消失，舌脉正常。血压 16.0/10.7kPa，心率 78 次/分，律整。心电图正常。随访半年，未复发。

〔见《辽宁中医杂志》，1990，（1）：34～35〕

【按语】

中医认为，年过半百，五脏始衰。人到垂暮之年，脏气渐衰，气化功能减退、失调，易致气血津液不足，营运失畅，而生痰浊、瘀血之变。这是老年病发病的内在基础。冠心病属心与血脉之病变，年六十而心气始衰，故老年冠心病人临证常见以心为中心的五脏虚候，且每多夹痰、夹瘀之兼证。因此，老年冠心病之治，应立足于补与通。补应着重于气，通当从痰从瘀，通补兼施，痰瘀同治，则可收到相得益彰的效果。从本方所用药物分析，党参、五味子、麦冬、白术等药补心气、健脾胃，橘红、枳壳、半夏、山楂、丹参等化痰浊、通瘀血。通过补气健脾，化痰通瘀，以鼓舞五脏的功能，调畅气血，从而收到扶正培本，痰瘀同治之效。现代药理实验研究也证实，补气类药物有增强心肌收缩力，改善心血管功能的作用；化痰通瘀药物有扩张冠状动脉，改善血液灌流的作用。方显明报道，以本方治疗冠心病患者35例，症状改善有效率达90.96%，心电图改善有效率53.33%，患者用药后，心绞痛、胸闷、气短等心肌缺血缺氧症状，可在短期内消失，且心电图也相应得到改善。

7. 益气宁心汤

【方源】

益气宁心方治疗冠心病室性早搏94例临床观察〔李建丰．四川中医，2006，24（10）：64〕

【药物组成】

党参 10～30g　茯苓 10～30g　酸枣仁 10～30g　苦参 10～15g　黄连 10～15g　丹参 10～15g　赤芍 10～15g　瓜蒌 10～15g　三七粉（冲服）3～6g

水煎服，每日 1 剂，分早晚服用。

【功效】

益气养阴，清热泻火，祛瘀化痰。主治冠心病，心律失常等。

【验案】

王某，女性，61 岁，初诊日期不详。

主诉：心慌、胸闷 3 年，加重半月。

病史：3 年来，患者常感心慌、胸闷、气短、乏力，劳累后病情加重。心电图示：频发室性早搏，有时显二联律，ST－T 有改变。曾经使用美西律、胺碘酮等治疗，效果欠佳。平时服用丹参滴丸、消心痛片等。此次患者因劳累上述症状加重，来院治疗。现症见：心慌、胸闷、气短、懒言、乏力，活动后症状加重，舌淡胖，苔薄白，脉细弱伴促脉，4～5 息 1 止。

检查：血压 17.3/10.3kPa，心界无扩大，心率 80 次/分，可闻及频发期前收缩 7～8 次/分。心电图示：①频发室性早搏，部分显二联律；②ST 呈水平型压低≥0.05mv，T 波低平。

诊断：中医诊断：胸痹，心悸（气阴不足，热扰心神）。

西医诊断：冠心病，心律失常。

治则：益气养阴，清热泻火，祛瘀化痰。

方药：给予益气宁心汤：党参、茯苓、酸枣仁各20g，苦参、丹参、赤芍各15g，黄连10g，三七粉（冲服）6g。每日1剂，水煎2次，共取汁400ml，分2次早晚温服，三七粉合药冲服。停用抗心律失常类西药。服药10日后，复查心电图示室性早搏减少至3～4次/分。坚持服药30日，患者症状消失，复查心电图正常。随访3个月未见复发。

〔见《四川中医》，2006，24（10）：64〕

【按语】

冠心病属于中医胸痹、心痛范畴，多因邪痹心络、气血不畅所致，其证多为本虚标实。而室性早搏属中医心悸范畴，多因心气虚弱或心阴不足致心跳异常，有心虚胆怯、心脾两虚、阴虚火旺、心血瘀阻等诸证；冠心病室性早搏多具本虚标实，或因虚致实的病理特点；为先天禀赋不足，或外感内伤耗损气阴，气虚而导致血瘀、痰阻；阴亏而引起火热内生，扰乱心神。痰瘀郁结久之可化热耗气，形成心虚胆怯、阴虚火旺诸证，致使心动惊悸不安。故在治疗本病时，应以益心气、补心阴为治本之法。益气宁心方以党参、酸枣仁、茯苓为主药，益气养阴以扶正固本；以苦参、黄连为辅药，清热泻火宁心；以丹参、三七、赤芍、瓜蒌为佐使药，祛瘀化痰。诸药合而共奏益气宁心之功，故用以治疗冠心病室性早搏收效甚佳。李建丰报道，以本方治疗冠心病伴室性早搏患者94例，服药30剂后，总有效率为96.8%，临床症状及心电图均有明显改善。

8. 益气通脉汤

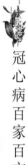

【方源】

益气通脉汤治疗冠心病心绞痛 38 例〔王敏，等. 中国民间疗法，2003，11（6）：41～42〕

【药物组成】

党参 20g　黄芪 30g　炒枣仁 30g　丹参 30g　降香 10g
川芎 10g　红花 10g　葛根 20g　郁金 10g　炙甘草 9g

水煎服，每日 1 剂，分早晚服用。

【功效】

益气活血，养心通脉。主治冠心病等。

【验案】

李某，男性，63 岁，初诊日期 2001 年 5 月 17 日。

主诉：冠心病 2 年，心前区疼痛加重 1 周。

病史：患者既往有冠心病史 2 年，近 1 周心前区疼痛反复发作，每次持续 5 分钟，每日发作 2～3 次，伴胸闷、气短、乏力。经当地医院给药治疗效果不佳而来诊。舌质淡红，苔薄白，脉细涩。

检查：心率 78 次/分，律齐，心音低钝，未闻及病理性杂音。心电图示 V4－6 导联 ST 段压低 0.05mv，T 波倒置。

诊断：中医诊断：胸痹（气虚血瘀，心脉瘀阻）。

西医诊断：冠心病。

治则：益气活血、养心通脉。

方药：方用益气通脉汤，共5剂，每日1剂，水煎服，分两次温服。服药5剂后疼痛发作次数减少，守方继服10剂，未再发作心绞痛，胸闷、气短及乏力亦明显减轻。继用上方加减服2周后诸症消失，复查心电图大致正常。

〔见《中国民间疗法》，2003，11（6）：41~42〕

【按语】

冠心病的病机为本虚标实，本虚包括气血、阴阳亏虚，标实包括血瘀、气滞、痰浊与寒凝。本病多见于中老年患者，中老年患者机体已进入年老体衰、心气亏虚的阶段，气虚则行血无力，血行失畅，瘀血内阻心脉而发为胸痹，故出现胸闷、胸痛。治法当补通结合，标本兼治，益气通脉汤方中党参、黄芪、炙甘草补益心气，枣仁养心安神。在此基础上加用丹参、川芎、红花、葛根活血化瘀、通脉止痛，佐以郁金、降香行气活血，使气行而血行。临证应用本方时，当随症加减用药，如阳虚加熟附子10g、仙灵脾10g，阴虚加麦冬10g、五味子9g，痰浊盛加半夏10g、瓜蒌15g，血压高者加天麻6g、钩藤30g，脉律不整加苦参15g，血糖增高加天花粉15g、玄参10g等。诸药合用共奏益气活血、养心通脉之功，切中病机，故获良效。王敏等报道，以本方加减治疗冠心病患者38例，其中劳累性心绞痛23例，自发性心绞痛10例，混合性心绞痛5例；合并高血压病者14例、心律失常者12例、高脂血症者9例、糖尿病者7例、陈旧性心肌梗死者6例。用药4周后，总有效率60.5%，临床症状及心电图均有改善。

9. 益气养阴活血方

【方源】

益气养阴活血方治疗冠心病 52 例〔刘俊杰，等．医药论坛杂志，2003，24（19）：79〕

【药物组成】

黄芪 30g　太子参 15g　麦门冬 15g　五味子 10g　丹参 30g　当归 10g　川芎 10g　桃仁 10g　红花 10g

水煎服，每日 1 剂，分早晚服用。

【功效】

益气养阴，活血通脉。主治冠心病等。

【验案】

王某，男性，65 岁，初诊日期 1999 年 11 月 20 日。

主诉：胸闷、胸痛、气短 3 年，加重 2 天。

病史：患者有冠心病史 3 年，劳累、情绪激动则胸闷痛呈针刺样，心慌、乏力等。自服消心痛、速效救心丸等可缓解。两天前因劳累诱发本病，服消心痛症状不缓解。诊见胸闷气短，面色苍白，精神倦怠，舌质淡暗，苔薄脉沉细。

检查：心电图提示：心肌供血不足。

诊断：中医诊断：胸痹（气阴不足，心脉瘀阻）。

西医诊断：冠心病。

治则：益气养阴，活血通脉。

方药：益气养阴活血方为基本方，加瓜蒌 10g、白术 15g，共 5 剂，每日 1 剂，水煎服。服 5 剂后症状减轻，继服 25 剂后症状消失，心电图恢复正常。随访半年无复发。

〔见《医药论坛杂志》，2003，24（19）：79〕

【按语】

本方治疗冠心病，以益气养阴、活血通络为治则，标本兼治。方中黄芪、太子参、麦门冬、五味子益气养阴，丹参、桃仁、红花、当归活血化瘀通络止痛。药理研究证实：黄芪有扩张血管降压作用，可增加心肌收缩力，改善血流变；丹参有抗凝、抗血栓形成，改善微循环，扩张冠状动脉，抗心肌缺血的作用。桃仁、红花、当归、川芎有降低冠脉阻力，增加冠脉流量、降低血浆黏度、抑制血液凝固及抗血栓作用。临证应用本方需随症加减，如痰瘀阻滞者加瓜蒌 30g、薤白 10g、半夏 10g；脾肾阳虚者加白术 15g、茯苓 15g。干姜 10g，附子 15g 等。刘菊杰等报道，以本方加减治疗冠心病患者 52 例，连续服药 30 日后，总有效率 94.2%，胸闷、胸痛、气短等症状均有所改善，心电图亦有改善。

10. 补气化瘀汤

【方源】

补气化瘀汤治疗气虚血瘀型冠心病心绞痛 45 例临床观察

〔严小大，等．中医药导报，2007，13（6）：19~20，29〕

【药物组成】

黄芪30g　红参10g　桃仁10g　红花10g　当归10g　赤芍10g　丹参15g　川芎10g　葛根15g　柴胡10g　甘草5g

水煎服，每日1剂，分早晚服用。

【功效】

益气活血，化瘀通脉。主治冠心病，心绞痛等。

【疗效判定】

严小大等以补气化瘀汤治疗冠心病心绞痛患者45例，并设对照组45例予以消心痛10mg、3次/日，肠溶阿司匹林100mg，1次/日。治疗期间心绞痛发作，均可临时含服硝酸甘油，连服4周后。结果：总有效率治疗组为88.9%（40/45），对照组为73.3%（33/45），两组疗效比较，经Ridit检验，P<0.05；心电图改变总有效率治疗组为84.4%（38/45），对照组为66.7%（30/45），两组比较，差异有显著意义，P<0.05。此外，两组证候疗效、硝酸甘油停减情况及血液流变学改善方面，治疗组均优于对照组。

〔见《中医药导报》，2007，13（6）：19~20，29〕

【按语】

《内经》云："正气存内，邪不可干"，而冠心病的根本病机就是"本虚标实"，本虚为气血阴阳不足，不荣则痛；标实为痰浊、寒凝、瘀血、气滞等病邪郁阻心脉。虚以气虚为基础，实则以血瘀、痰浊多见。"气为血帅"，气虚则无力推动血液运行，血行迟缓而留滞为瘀，气虚血瘀是冠心病发病的重要病机。邓铁涛认为：冠心病病机特点是"正虚为本，邪实为标"。故在治疗上要标本兼顾，通补兼施。

补气化瘀汤是在桃红四物汤基础上化裁而来，桃红四物汤出自《医宗金鉴》一书，前人多用于瘀血阻滞之月经不调。补血可以行气、补气可以行血。方中川芎辛香行散、温通血脉，既能活血化瘀，又能祛风行气止痛，为血中之气药，具有通达气血的功效；桃仁、红花、丹参、当归活血通络，祛瘀行滞并缓痛；黄芪补中益气；红参大补元气，为补气要药。通过补气，可使血瘀得以改善。现代药理研究表明，黄芪、红参能增强心肌收缩力，保护心血管系统，抗心律失常，扩张冠状动脉和外周血管，降低血压，降低血小板黏附力，减少血栓形成；丹参能扩张冠脉，增加冠脉流量，并有防治心肌梗死的作用；葛根的主要成分葛根总黄酮能扩张冠脉血管，增加冠脉血流量，降低心肌耗氧量，增加氧供应，可改善血中凝血酶（AT-Ⅲ）和血浆组织型纤溶酶原激活剂（T-PA），降低部分纤溶酶活性成分（PL）和PAⅡ溶酶原活物抑制物，促进纤溶，并有利于冠脉内血栓稳定与清除；柴胡所含类黄酮，具有增强毛细血管的作用，所含柴胡粗皂式具有降压作用。补气化瘀汤中黄芪、丹参等补中有通，通中有补，补而不塞，通而不伤正，使胸痹、胸痛症状能得到缓解。

临床观察结果表明补气化瘀汤能明显改善冠心病心绞痛患者心绞痛症状和缺血心电图改变，对中医证候改善明显，对血液流变学异常有明显改善作用，且无不良反应，表明该方是治疗气虚血瘀型冠心病心绞痛较理想的方药。

下篇 百家验方

11. 地黄饮子

【方源】

地黄饮子治疗冠心病心绞痛临床观察〔杨焕斌，等．中国医药学报，2001，16（4）：69～70〕

【药物组成】

熟地 15g　山茱萸 15g　肉苁蓉 15g　巴戟天 10g　制附子 10g　肉桂（后下）5g 石斛 15g　五味子 10g　茯苓 15g　麦冬 10g　石菖蒲 15g　远志 5g

水煎服，每日 1 剂，分早晚服用。

【功效】

温阳补肾，滋阴养心，化痰活血。主治冠心病，心绞痛等。

【疗效评定】

杨焕斌等以地黄饮子治疗冠心病心绞痛患者 50 例，设对照组 50 例予以口服单硝酸异山梨醇酯（山东鲁南制药厂生产），每次 1 片（每片 20mg），每天 3 次。30 天为 1 疗程。结果：①治疗心绞痛疗效，治疗组总有效率为 94%（47/50），对照组为 60%（30/50），两组对照，P < 0.05，说明地黄饮子对心绞痛的疗效明显优于单硝酸异山梨醇酯。②心电图缺血性 ST - T 改变结果，治疗组总有效率为 72%（36/50），对照组

为46%（23/50），两组对照，P < 0.05。③动态心电图缺血性ST - T改变结果，缺血性ST - T改变的时间（分钟）治疗组由127.15 ± 18.76改善为35.48 ± 4.94；对照组则由126.98 ± 18.58改善为65.92 ± 10.01。两组结果经统计学处理，有显著性差异（P < 0.05）。④血液流变学的变化情况，两组病例治疗前后测定全血黏度高切、中切、低切和血浆黏度、纤维蛋白原等，治疗组治疗前后均有显著差异（P < 0.05），而对照组则无显著差异（P > 0 05）。⑤血脂的变化情况，两组病例治疗前后测定甘油三酯、胆固醇、高密度脂蛋白、低密度脂蛋白等，治疗组治疗前后均有显著差异（P < 0.05），而对照组则无显著差异（P > 0.05）。⑥副作用观察，治疗前后两组病人都测定肝肾功能、电解质和三大常规，结果均未发现有异常变化。说明地黄饮子治疗冠心病安全，没有任何毒副作用。

〔见《中国医药学报》，2001，16（4）：69～70〕

【按语】

肾为生命之根，为先天之本。肾与其他脏腑的关系密切，肾主纳气，气根于肾而归于肺，故有助肺之吸气和肃降；肾水上济于心，心火下交于肾，水火共济，则阴阳平衡；肾为先天之本，脾为后天之本，脾之健运，有赖于肾阳之温煦；肝肾同居下焦，肝木需赖肾水之滋养，肾精充足，则肝亦得滋养。膀胱主藏津液，膀胱之气化，需肾气之蒸腾。若肾虚，则造成机体一系列相互影响的劳损过程，故有"百病生于肾"之说。冠心病病位在心，病根在肾，所以，肾虚是导致动脉粥样硬化、引发冠心病的根本，痰瘀内阻是标。潜肾阴、补肾阳、开窍化痰活血的地黄饮子，可阻止动脉粥样硬化的发生与发展，

151

从而防治冠心病。根据杨焕斌等的初步研究，地黄饮子治疗冠心病心绞痛后能够明显提高血清氧化亚氮和氧化亚氮的合成酶，进而扩张冠状动脉，增加冠脉血流量，改善微循环，增加心肌耐缺氧能力，减少血小板凝聚，降低血脂等，使全血黏度和血脂得到明显改善，其作用明显优于单硝酸异山梨醇酯，且无任何毒副作用。

12. 通脉养心汤

【方源】

《古今名医临证金鉴·心悸怔忡卷》〔单书健，等.中国中医药出版社，1999〕

【药物组成】

桂枝 9g　党参 15g　麦门冬 15g　五味子 9g　生地黄 15g
阿胶 12g　制龟板 18g　炙甘草 12g　鸡血藤 30g
水煎服，每日 1 剂，分早晚服用。

【功效】

益气滋阴，养血通脉。主治冠心病，室早，房颤；若以本方加益气温阳之品，如红参、仙茅、仙灵脾等，可治疗心动过缓，传导阻滞，病态窦房结综合征等缓慢性心律失常。

【验案】

某，男性，50 岁，初诊日期 1987 年。

主诉：心悸，气短，乏力，胸闷，头晕数月。

病史：患者因心悸、气短、乏力、胸闷、头晕，就诊于某医院，经心电图检查及阿托品试验，诊为病态窦房结综合征，予阿托品、异丙肾上腺素等维持心率，后经友人介绍前来诊治。舌淡红苔白，脉沉迟无力。

检查：心电图示：心肌缺血。心率46次/分。

诊断：中医诊断：冠心病，心悸（心阳虚衰，心血不足）。

西医诊断：冠心病，病态窦房结综合征。

治则：温阳益气，养血复脉。

方药：通脉养心汤加红参（单煎）10g，仙茅15g，仙灵脾15g。每日1剂，水煎服，分两次温服。

二诊：上方连续服用50剂余，诸症消失，查心电图亦正常，心率68次/分。

〔见《古今名医临证金鉴·心悸怔忡卷》第366页〕

【按语】

本方最早由天津董建仁主任医师的父亲董晓初从炙甘草汤和三甲复脉汤加减化裁而来，因治疗心脏病属气阴两虚者疗效较佳，后被天津中药四厂命名为"通脉养心丸"批量生产，而董氏将其改为汤剂。炙甘草汤源于《伤寒论》："伤寒，脉结代，心动悸，炙甘草汤主之"；三甲复脉汤源于《温病条辨》："下焦温病，热深厥甚，脉细促，心中澹澹大动，甚则心中痛者，三甲复脉汤主之"。董晓初认为：心动悸者，心之气阴两虚无以奉养也。心气虚衰，鼓动无力，脉道不续，则脉结代矣。脉细促，心中澹澹大动，甚则心中痛者，乃阴液干涸，心脉失养也。炙甘草汤重在益气复脉，其治在心；三甲复脉汤重在滋阴复脉，其治在肾。若用于气阴俱虚之心脏病，二方均嫌其不足也。因此，将二方加减化裁为本方，用于心悸、气短、胸闷、汗出、脉结代或脉细促等心脏诸疾，如冠心病、室早、房颤等，多年临床疗效确切。若对于一些因同时伴有心阳不振之心脏疾病，如心动过缓、传导阻滞、病态窦房结综合征，症见心悸、气短、胸闷不舒，舌淡苔白，脉沉迟、一息脉来不足四至者，则可用本方加上益气温阳之红参、仙茅、仙灵脾即可，如本案患者即属心阳虚衰、血脉不足之冠心病，以本方加红参、仙茅、仙灵脾治疗取得良效。

13. 养心定志汤

【方源】

《中医古今医案精粹选评·高辉远临证验案精选》（第二册）〔彭建中. 学苑出版社，1998〕

【药物组成】

太子参10g　茯苓15g　石菖蒲8g　远志8g　五味子6g　麦门冬10g　桂枝8g　丹参10g　淮小麦10g　大枣5枚　炙甘草5g

水煎服，每日1剂，分早晚服用。

【功效】

益气养阴，温阳定悸。主治冠心病，心房纤颤等。

【验案】

李某，男性，60岁，初诊日期1985年11月8日。

主诉：心悸反复发作4年余，劳累后加重。

病史：患者4年前开始反复发作心悸，劳累后加剧，伴胸中憋闷，心痛时作，心烦少寐，畏寒怕冷。西医诊为"冠心病，房颤"，屡用西药治疗疗效不显。遂找中医诊治，刻诊除见上述症状外，舌质淡红，苔薄白，脉沉缓。

检查：心率58次/分，心律不齐。

诊断：中医诊断：胸痹，心悸（气阴两虚，心阳不振）。

西医诊断：冠心病，房颤。

治则：益气养阴，温阳定悸。

方药：养心定志汤原方12剂。水煎服，每日1剂，分两次温服。

二诊：服药12剂以后，心悸、胸闷、气短减轻，房颤发作两次，未用西药而自行缓解。惟夜寐不实，舌淡红，苔薄白，脉沉缓无力。守原方加珍珠母15g。再服药12剂后，诸症悉减，夜寐转佳，胸闷、痛已瘥。但劳累后仍感心悸气短，心率68次/分，心律齐，脉沉缓较前有力。再守原方加减间断服药5年有余（西药全部停服），诸症平稳，面色红润，体力增强。

〔见《中医古今医案精粹选评》（第二册）第1238页〕

【按语】

冠心病、心房纤颤，属中医"胸痹"、"心悸"范畴，治疗之时，当审其阴阳虚实。虚者，或心阴不足，或心阳不振，或心气亏虚，或血不养心等；实者，多为本虚标实之证，或气

下篇　百家验方

155

滞，或血瘀，或夹痰饮，或湿蒙心窍。本例患者，为老年人心悸，表现为劳累后加重，且有心痛时作，由此见属虚多实少之证。本方以太子参、麦门冬、五味子益气养阴，寓以生脉散之意；以桂枝、甘草配伍温通心阳，取《伤寒论》之桂枝甘草之意；以甘草、大枣、淮小麦悦脾宁心，寓甘麦大枣汤之意；另以茯苓、石菖蒲养心安神。全方药味不多，却考虑周全，针对老年人气阴不足、心阳不振，且脾胃健运功能减退的特点，全方位的进行调治，故能获得良效。本病案自初诊至后来诸症平稳，共服药 5 年有余，也提示我们治疗老年慢性病不可急于求功，一旦辨证准确，贵在守法守方，坚持服用才能持久取得较好的临床疗效。

14. 黄一峰治冠心病验方

【方源】

《中医历代医案精选》〔王新华．江苏科学技术出版社，1998〕

【药物组成】

丹参 15g 玉竹 30g 炙紫菀 4.5g 陈皮 6g 吴萸 1.5g 远志 9g 桔梗 5g 柏子仁 9g 枳壳 9g 广郁金 9g 龙齿 15g 珍珠母 30 人参末（冲服）3g 参三七粉（冲服）1.5g

水煎服，每日 1 剂，人参末及参三七粉调入药中，分早晚服用。

【功效】

补益心气，活血化瘀。主治冠心病、房颤等。

【验案】

胡某，女性，64岁，初诊日期不详。

主诉：心悸10余年，加重伴心痛、喘促2月余。

病史：患者心悸，已有10余年，常服天王补心丹，病情得以稳定，已有数年未曾大发作。今年6月，因劳累太过，加以心情不畅，觉气闷，心悸，心跳加快，严重时每分钟180～200次，胸痛甚剧。经心电图检查，诊断为房颤、冠状动脉供血不足。8月7日，心痛甚剧，心悸气逆，喘促交作，每夜须予氧气控制，一连半月病情有增无减。刻诊见患者面色晦暗，口唇紫绀，舌薄白边有齿痕，脉细数无序。

检查：心电图示房颤，冠状动脉供血不足；心脏听诊心律不齐。

诊断：中医诊断：心悸，胸痹（气阴两虚，心脉瘀阻）。

西医诊断：房颤，冠心病。

治则：益气养心，活血化瘀。

方药：验方3剂，每日1剂，服用法同上。

二诊：连服3剂上，胸闷得舒，心悸、气喘诸症亦减，不需再吸氧气。乃以炙甘草汤加减，继续调理。1月后，临床症状基本消失。

〔见《中医历代医案精选》第225～226页〕

下篇 百家验方

【按语】

本案患者心律失常已十余年，病久伤正，动其根本，气阴严重不足，心脉瘀阻已甚，肺脏供血不足，影响到其正常呼吸功能，以致出现喘促，甚则可致喘脱危证。因此，治疗上当急救其心气，通其血络。本方以人参末急托心气；以参三七粉活血通脉，另以丹参增其活血之力；陈皮、枳壳、郁金行气宽胸；再加紫菀、桔梗、陈皮等宣肺气定喘；龙齿、珍珠母、远志宁心安神，镇其无序之心跳。本方治疗房颤甚则喘促之重症，标本兼顾，心肺同治，诸药配合而迅速取效。在疾病得到缓解的基础上，再以治本为主，以炙甘草汤加减补益气阴、养血复脉以巩固疗效。

15. 益气调脉汤

【方源】

《古今名医临证金鉴·心悸怔忡卷》〔单书健，等. 中国中医药出版社，1999〕

【药物组成】

黄芪 20g　丹参 20g　党参 20g　麦门冬 10g　五味子 5g
桂枝 10g　炙甘草 5g

水煎服，每日 1 剂，分早晚服用。

【功效】

益气养心，和营化瘀，复脉调律。以本方为基本方随症加减可治疗不同类型的冠心病合并心律失常等。

【验案】

曲某，男性，47 岁，初诊日期 1978 年 7 月 17 日。

主诉：胸闷，心慌，心悸，气喘伴头晕乏力 2 年，加重 1 个半月。

病史：患者于 1976 年 3 月饮酒之后，突感胸闷，心慌，心悸，气喘，头晕，乏力，心跳不规则而在某医院急诊，心电图示：心房纤维性颤动，左前半支传导阻滞。经治疗房颤消失出院。嗣后 2 年，先后出现阵发性房颤 83 次，最多 1 个月间发作 8 次，发作持续时间为 10 分钟至 6 小时不等，曾多次住院治疗，用毛花苷 C、奎尼丁、利多卡因、双嘧达莫、丹参注射液、冠心苏合丸等治疗，但房颤发作仍频繁。近 1 个半月来已发作 10 次，持续时间为 2 个半小时至 29 小时不等。昨晚 9 时许又出现间歇性房颤，自用冠心苏合丸未效，乃来就诊。刻诊见：心悸，心慌，胸闷，气短，头晕，疲乏，四肢发麻，脉结代，苔薄少。

检查：血压 16.5/10.1kPa，心率 78 次/分，律不齐，心音强弱不等，未闻及病理性杂音，肝肋下未及，脾未及。心电图示：心房颤动，左前半支传导阻滞。

诊断：中医诊断：胸痹，心悸（心气不足，心阳虚弱）。

西医诊断：冠心病，阵发性房颤。

治则：益气温阳，行血复脉。

方药：益气复脉汤改党参为太子参 20g，加：淡附片 5g，红花 6g，葛根 20g，瓜蒌皮 12g，薤白头 10g。每日 1 剂，水煎服，分两次温服。

二诊：第 1 天服药后，到晚上 10 时许房颤消失，心律恢复正常。以后在服药期间 1 月内出现房颤 3 次，自觉症状改善。服药的第 2 个月中，出现房颤 2 次，以后继续服药，随访 3 个月，房颤未发作。1979 年初因劳累房颤又发，经治消失，以后间断服中药治疗，1980 年仅出现房颤 2 次，持续时间较前短，自觉症状减轻，平时除稍感疲劳外，余无不适。

〔见《古今名医临证金鉴·心悸怔忡卷》第 371～373 页〕

【按语】

本方本案为已故江苏省名中医苏进解的效方验案。苏氏认为心气虚衰是各种原因引起冠心病合并心律失常的共同病理基础，因此自拟"益气复脉汤"作为基本方，再根据患者气血阴阳的盛衰以及寒、热、痰、瘀等病理因素而随症加减，用以治疗不同类型的冠心病合并心律失常。如气血者加人参末；血虚者加当归、白芍；阳虚者加附子、肉桂、干姜；阴虚者加生地黄、玄参、玉竹；夹痰者加瓜蒌、薤白、半夏；夹瘀者加川芎、红花、郁金、莪术；夹热者加苦参、黄芩、板蓝根；失眠者加柏子仁、枣仁、远志；早搏频繁者加葛根、苦参；心率快者加龙齿、龙骨、牡蛎、磁石、苦参；心率慢者加当归、附子、麻黄、细辛等。本方实由生脉散、桂枝甘草汤加黄芪、丹参组合而成，以生脉散益气养心、生津复脉；桂枝甘草汤温阳通脉；黄芪、丹参益气活血通脉。如本案患者为心气心阳不足之冠心病合并房颤，因此，在本方的基础上加用附子、红花、葛根温阳活血，加瓜蒌皮、薤白头宽胸通阳复脉，临床取得良效。

16. 邢锡波治冠心病验方

【方源】

《内科医案》（上册）〔杜少辉，等. 中国医药科技出版社，2005〕

【药物组成】

玉竹24g　女贞子24g　何首乌15g　丹参15g　川芎9g
白术9g　乳香9g　胆南星9g　炙甘草9g　人参1.8g　朱砂0.9g　血竭0.9g　苏合香0.3g

每日1剂，人参、朱砂、血竭、苏合香4药研细末冲服；余药水煎服，分早晚两次服用。

【功效】

育阴助阳，化瘀通络。主治冠心病，心律不齐等。

【验案】

吕某，男性，39岁，初诊日期不详。

主诉：心悸、气短、胸闷、左胸隐痛1年余。

病史：患者1年前出现心悸气短、胸闷伴左胸隐痛，心烦失眠，稍动则心惕惕然不安，苦不自持。某医院检查：眼底动脉硬化；心电图示ST段下降。诊为冠心病。舌质红燥少津，边有瘀斑，脉弦虚，3~5至即现间歇。

检查：心电图检查示ST段下降；眼底动脉硬化。

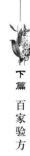

诊断：中医诊断：胸痹，心悸（心阳不振，气滞血瘀）。

西医诊断：冠心病，心律不齐。

治则：育阴助阳，化瘀通络。

方药：验方7剂，每日1剂，服用法同前。

二诊：7剂药后，胸满痛消失，心悸气短不显，夜能安睡，食欲增加，身觉有力，活动增多，胸仍觉堵闷，舌尖红无苔，脉弦虚不整。证属心阳已振，心阴不足。治宜育阴养心活血为主。原方去胆南星、苏合香、血竭；改：丹参18g，人参1.5g；加：麦门冬24g，玄参15g，五味子9g，木香9g，琥珀1.5g，朱砂0.6g，冰片0.18g。每日1剂，其中人参、琥珀、朱砂、冰片研细末冲服，余药水煎服，分早晚两次温服。连服2周后，诸症消失，后将本方改为丸剂连服3个月，复查心电图正常，运动试验阴性。

〔见《内科医案》（上册）第25页〕

【按语】

本方本案为名中医邢锡波的验方验案。本方是以育阴养心、活血化瘀为主，再配以益气通阳开窍之品，病位主要在心脏。其中以玉竹、女贞子、首乌、麦门冬、五味子、炙甘草养心阴；川芎、乳香、血竭、琥珀活血化瘀；苏合香、冰片清心开窍；朱砂安神宁心；人参益气；白术、胆南星、木香健脾理气化痰。本方应用了大量活血化瘀药，尤其是作用较强的乳香、血竭、琥珀等，以达到迅速通络复脉之效，并且应用作用较强的清心开窍之品苏合香、冰片以迅速宁心开窍。在用法上，采取汤药与散剂并用的方法，贵重药及芳香类不宜水煎的药物采用散剂给药的方法，以充分利用和提高药效。本案在服

用 3 周取得较好临床疗效以后，将效方改为丸剂，继续服用以
巩固疗效。

17. 吴圣农治冠心病验方

【方源】

《古今名医临证金鉴·胸痹心痛卷》〔单书健，等．中国
中医药出版社，1999〕

【药物组成】

生地黄 12g　枸杞子 9g　制黄精 12g　制首乌 12g　怀牛
膝 12g　知母 9g　黄柏 9g　生牡蛎（先煎）30g　朱远志 4.5g
益母草 15g

水煎服，每日 1 剂，分早晚服用。

【功效】

养阴泻火，潜阳通络。主治冠心病，心律失常等。

【验案】

龚某，女性，48 岁，初诊日期不详。

主诉：胸前闷痛或伴有放射性肩背部隐痛数日。

病史：患者有高血压病史 10 年，6 年前患脑血栓致右半
身瘫痪，近期胸前闷痛或伴有反射性肩背部隐痛，口干苦，心
悸，烦热，盗汗，寐不安卧，大便难，尿灼热。舌红苔薄黄，
脉细弦。

检查：不详。

诊断：中医诊断：胸痹，心悸（心阴不足，肝阳上亢）。

西医诊断：高血压，冠心病。

治则：养阴泻火，潜阳通络。

方药：验方 7 剂，每日 1 剂，水煎服，早晚温服。服药 7 剂后，除口苦心悸、夜寐不能卧外，余症皆减。原方去知柏、益母草，加：麦门冬 9g，磁朱丸（先煎）12g。继服 14 剂药后，心胸闷痛消失、口干、烦热、盗汗时轻时重，仍是阴不足而阳有余，续治 40 天，除自感烦热外，余症均明显好转。

〔见《古今名医临证金鉴·胸痹心痛卷》第 174～175 页〕

【按语】

吴氏认为：对胸痹心痛古人责之痰瘀，实是脾肾阳虚，肾阳虚则心气不足，同时脾失温煦，脾阳虚则痰浊瘀滞，因此，痰瘀乃其病理产物。张仲景论胸痹心痛，脉见阳微阴弦，则其极虚，是有道理的。故治疗心痛的原则以温阳益气或滋阴养血为主，化瘀通络为辅。但心脏与其余脏腑关系密切，如本案患者冠心病胸前闷痛不仅与心的气阴不足相关，与肝阴不足、肝阳上亢也有密切关系。情志内伤，气郁化火，而致心肝阴虚，虚火内扰，阴不制阳，而致头晕目眩，急躁易怒，心悸烦闷，心前阵发刺痛，夜寐烘热汗出，口干咽燥，舌红少津，苔薄黄，脉细弦等症。本方以生地黄、枸杞子、黄精、远志、首乌、知母、黄柏、牡蛎等滋阴清热、养阴育阳，加怀牛膝、益母草等活血通络止痛，共达养阴潜阳泻火、活血通络止痛之效。

温阳散寒、化瘀止痛类方

外感寒邪而致气血凝滞，脉闭不通；或寒伤心脉，胸阳不展；或心肾阳虚，阴寒痰饮上泛，阻滞心脉，而致胸痹心痛；或心气不足，气虚血滞，瘀血阻滞心脉。症见心痛如绞或心痛彻背，背痛彻心，伴形寒肢冷，心悸短气，遇冷加剧，舌淡红，苔薄白，脉沉紧等。治以温阳散寒、化瘀止痛，临床常选用乌头赤石脂丸合当归四逆汤加减、麻黄附子细辛汤、血府逐瘀汤、失笑散加减等，药用麻黄、附子、细辛、乌头、桃仁、红花、丹参、桂枝、五灵脂等。

1. 黄芪建中汤

【方源】

东汉·张仲景《金匮要略》

【药物组成】

芍药18g　桂枝9g　炙甘草6g　生姜3片　大枣4枚　饴

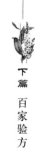

糖 30g 黄芪 9g

水煎服，每日 1 剂，分早晚服用。

【功效】

温中补虚，和里缓急。主治中气虚寒之心悸、冠心病等。

【验案】

文某，女性，71 岁，初诊日期不详。

主诉：胸闷、心痛时作数年。

病史：患者常发胸闷、心痛，气候寒冷或阴雨天加剧，自觉有冷气从胁下上冲心胸，痛在胸部乳间。平时常感胸满，心悸，头昏，头胀，短气无力，形神困倦，食纳差，不得卧。刻诊见：脉象虚弦，时有结代，舌质暗红。

检查：不详。

诊断：中医诊断：胸痹，心悸（元气虚衰，气血不畅）。

西医诊断：冠心病，心律失常。

治则：宣中气以和营，养血脉以通痹。

方药：黄芪建中汤加减。处方：黄芪（酒炒）10g，茯苓 9g，当归 10g，桂枝 3g，白芍（酒炒）5g，丹参（酒炒）9g，酸枣仁 9g，郁金 5g，陈皮 5g，炙甘草 5g，生姜 3g，大枣 3 枚。共 5 剂，每日 1 剂，水煎服。

二诊：药后胸满心痛减轻，精神略振，口味渐佳。舌暗红，苔薄白，脉虚弦，时有结代。仍予建中汤为主，前方去生姜、大枣，加：党参（米炒）10g，炙远志 3g。10 剂，每日 1 剂，水煎服。

三诊：药后形气转佳，胸满心痛均除，夜能安寐，食纳渐增，舌淡脉缓。予上方去桂枝、芍药，10 剂后恢复健康。

〔见《古今名医临证金鉴·胸痹心痛卷》第252页，中国中医药出版社，1999〕

【按语】

心乃脾之母，心阳不足，导致脾气虚弱。脾主运化，为水谷精微生化之本。一旦脾胃虚衰，运化失职，无以滋养心阳，是为"子病累母"，即《脾胃论·脾胃盛衰论》所说："脾胃不足之源，乃阳气不足，阴气有余"。肺乃脾之子，脾胃虚弱，则水谷精微不能上输，发为肺气失养而气机郁滞之病机。心肺同主血气之运行，二脏阳气虚弱，则气血运行不畅而发胸痹。心肺之阳虚，乃由于脾胃之气先衰。此类胸痹，治当补脾胃、健中气，清升则浊降。本案即由于脾胃虚衰，表现在胸部，故始终以建中为法，俟脾胃气旺，则心肺阳通而胸痹得除。建中汤去胶饴者，因其甘味满中，炙甘草虽为甘味，但因其用量小，可助参、芪益气以推动心血流布，又可助桂、芍和营卫以畅经脉。

2. 李介鸣治冠心病验方

【方源】

《古今名医临证金鉴·胸痹心痛卷》〔单书健，等主编. 中国中医药出版社，1999〕

【药物组成】

丹参20g　檀香10g　砂仁10g　生蒲黄12g　五灵脂9g

川楝子 10g 延胡索 10g 当归 15g 鸡血藤 15g 全蝎 6g 僵蚕 9g 三七粉（冲）3g

水煎服，每日 1 剂，分早晚服用。

【功效】

行气止痛，活血通络。主治冠心病心绞痛，心肌梗死等。

【验案】

顾某，男性，47 岁，初诊日期 1990 年 2 月 16 日。

主诉：胸闷憋气、心痛彻背 3 年余，伴咽堵汗出。

病史：患者患冠心病 5 年，于 1988 年 8 月和 1989 年 11 月两次发作心肌梗死，因在当地医院治疗疗效不佳，今收入本院内科，入院诊断为：冠心病，陈旧下壁、前壁心肌梗死，混合型心绞痛，心脏扩大，室壁瘤。入院后经扩冠治疗，心绞痛仍发作频繁，日数次至数十次，轻微活动甚至说话均可诱发心绞痛，只能整日卧床，苦不堪言，遂延请中医会诊。现症见：胸闷憋气，心痛彻背，伴咽堵汗出，舌暗苔薄，脉细弦。

检查：心电图提示陈旧下壁、前壁心肌梗死，心脏扩大。

诊断：中医诊断：胸痹（气滞血瘀，气阴不足）。

西医诊断：冠心病。

治则：行气止痛，活血通络。

方药：验方 3 剂，每日 1 剂，水煎服，早晚各服 1 次。3 剂药后，患者疼痛次数明显减轻，心绞痛每日发作仅一两次。再诊时根据其正气不足的情况，在前方的基础上去僵蚕，加：黄芪 20g，玉竹 15g。患者服 20 剂后，心绞痛基本控制，心电图亦有改善。

〔见《古今名医临证金鉴·胸痹心痛卷》第 130～131 页〕

【按语】

本方以丹参饮、失笑散、金铃子散三方合用，又配伍当归、鸡血藤、三七养血化瘀止痛，全蝎解痉止痛，共奏调达气血、通络止痛之功。本案患者以心肌梗死心绞痛为主要症状，故治疗上以活血化瘀、通络止痛为主，方中三七专走血分，行瘀血止疼痛，适用于各型心绞痛；生蒲黄合五灵脂，为失笑散，用于心绞痛久痛不止者，李时珍曰："蒲黄与五灵脂同用，能治一切心腹诸痛"；檀香合丹参，丹参可量大，张锡纯曾用丹参合降香治心痛甚效，李介鸣教授将降香改檀香，其止痛效果更佳。李介鸣先生治疗心绞痛常用止痛药物及药对，有：荜茇，对遇寒则心痛疗效甚佳，用量6g，其味辛辣，久服易升火，有实热郁火者慎用；麝香，此药香窜，止各型心绞痛疗效极佳，用量0.15～0.3g，装胶囊吞服，但此药奇缺，可用苏合香丸代之；延胡索合冰片，延胡索3g，冰片1g，研末冲服，延胡索辛温，利气止痛，活血化瘀，古人谓"心痛欲死，急觅元胡索"，冰片辛苦散寒，通窍止心腹痛；乳香合没药，各6～9g，为气中之血药，止痛颇好；蜈蚣合全蝎，全蝎3g，蜈蚣1条，研末分冲，用于难治性心绞痛；人参合三七，各3g研末分冲，人参大补元气，三七行瘀止痛，二者一气一血，一补一通，治气虚血瘀之痛疗效极好。

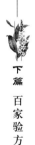

3. 通脉散

【方源】

《古今名医临证金鉴·胸痹心痛卷》〔单书健，等．中国中医药出版社，1999〕

【药物组成】

沉香　檀香　制乳香　三七各等份

上 4 味研末，以细筛箩筛过备用，每服 3～6g，汤水冲服。

【功效】

活血化瘀，通脉止痛。主治冠心病心绞痛。

【验案】

钱某，女性，54 岁，初诊日期 1973 年 3 月 4 日。

主诉：心前区疼痛，连及两胁胀痛 3 月余。

病史：3 个月前因邻里纠纷，心情郁闷而突发心痛欲厥，急送当地医院，诊为"冠心病心绞痛"，此后稍有情绪波动，即觉心前区疼痛，连及两胁胀痛，平时胸闷不畅，叹息则舒，舌暗红苔薄白，脉弦。

检查：不详。

诊断：中医诊断：胸痹（气滞血瘀）。

西医诊断：冠心病。

治则：疏肝解郁，通脉止痛。

方药：逍遥散加减。冲服"通脉散"。处方：柴胡7g，当归10g，白芍10g，茯苓10g，绿萼梅10g，制香附10g，郁金10g，佛手10g，合欢皮10g。每日1剂水煎，分2次服，每服冲吞"通脉散"6g。用此汤散调治月余，患者心情开朗，心绞痛未再发作。

〔见《古今名医临证金鉴·胸痹心痛卷》第141～143页〕

【按语】

本方本案为已故名中医高咏江的验方验案。高氏认为冠心病乃本虚标实之证，以年老体弱者为多，加以不善摄生，而致脏腑功能失调，心脉痹阻不通，发为心痛。在治疗上主张标本兼顾，他根据本病因心脉痹阻而致心痛的病理特点，自拟"通脉散"通脉止痛，且将本病辨证分为气、血、寒、痰、食5类和气虚、气滞、血虚、血瘀、寒凝、痰阻、食滞7型，临证上辨证论治，多用汤药冲服"通脉散"获得良效。如本案患者心绞痛，每因情志不遂而发作，临床表现为心痛连胁，胸闷叹息，脉弦或沉弦等肝郁气滞证。正如《素问》云"心病者，胸中痛，胁支满，胁下痛"，清代陈士铎曰："肝旺则心亦旺"，心与肝在生理病理上有密切联系，高氏亦认为肝气通则心气和，肝气郁则心气滞，而血脉阻发为心痛证。故本案辨证为气滞血瘀心痛，治疗以逍遥散加减煎汤，冲服"通脉散"，二方合用，共奏疏肝解郁、通脉止痛之效。

4. 曹健生治冠心病验方

【方源】

《古今名医临证金鉴·胸痹心痛卷》〔单书健，等. 中国中医药出版社，1999〕

【药物组成】

黄芪 30g　红参 6g　黄精 20g　当归 15g　赤芍 15g　红花 10g　水蛭 6g　檀香 20g　降香 15g　延胡索 15g　三七粉 3g（冲）

水煎服，每日 1 剂，分早晚服用。

【功效】

益气化瘀，活血通脉。主治冠心病，心律失常等。

【验案】

瞿某，男性，63 岁，初诊日期不详。

主诉：心前区闷痛、气短 3 年，加重 6 个月。

病史：患者心前区闷痛、气短已 3 年。近半年来脉不齐，严重时竟在睡眠中憋闷至醒，坐起后片刻才能入睡，近两年来每遇生气即出现胸部疼痛，其痛如针刺刀割，难以忍受，伴大量汗出，经含硝酸甘油片后缓解。近 6 个月出现脉律不整，心电图检查诊断为心肌缺血、供血不足和室性早搏。应用西药治疗无效。现症见：面色无华，气促较甚，口唇发紫，皮肤汗出潮湿，舌质淡红有瘀斑，苔白，脉沉细无力稍迟而结。

检查：血压 21.3/12kPa，心律不齐，有Ⅱ级收缩期杂音。心电图示心肌缺血，室性早搏。

诊断：中医诊断：胸痹，心悸（气虚血瘀）。

西医诊断：冠心病心绞痛，心律不齐。

治则：益气化瘀，活血通脉。

方药：验方 12 剂，每日 1 剂，水煎服，早晚各 1 次。服药后，胸部闷痛、气短均缓解，脉律尚无变化，服药后感口干、小便少、大便干，于上方去降香，加：麦门冬 20g，五味子 10g，炙甘草 6g，以滋阴敛气、调整脉律。继服 25 剂后，口已不干渴，胸痛已止，脉律整齐，随访 1 年余无变化。

〔见《古今名医临证金鉴·胸痹心痛卷》第 226～227 页〕

【按语】

冠心病心绞痛频频发作预示着心肌缺血缺氧，甚至可能发生心肌梗死，此时，治疗应止痛通脉以济急。无论是开郁豁痰的苏合香，温中散寒的薤白，降气止痛的檀香，抑或是活血化瘀之品，都可辨证使用，如本方本案中应用檀香、降香、延胡索、三七粉等活血化瘀、通脉止痛。但芳香行气化瘀之药，走而不守，行窜力强，短暂投之，取一时之效则可，连续使用则耗伤气血阴津。此时，加入麦门冬、五味子以顾护心阴，如本案患者胸痛缓解后感口干渴、小便少、大便干，此即预示阴津有损伤，故去降香，加入麦门冬、五味子、炙甘草之类，护养心阴。五味子五味咸备，而酸独胜，酸敛生津，保固元气，入肺有生津济元之益，入肾有固精养髓之功，合麦门冬生津益血，配人参则能生脉。临床经验证明，投入此类药物，心肌缺血易于恢复，心电图改善得以提前，临证用之，其妙自得。

5. 胡翘武治冠心病验方

【方源】

胡翘武冠心病治验三则〔胡世云．中国医药学报，2001，16（1）：58～59〕

【药物组成】

桂枝10g　附片（先煎）10g　麻黄6g　细辛6g　薤白10g　瓜蒌皮20g　枳壳10g　甘松10g　旋覆花（包煎）10g　威灵仙15g　炙甘草6g

水煎服，每日1剂，分早晚服用。

【功效】

通阳散寒，化饮宣痹。主治冠心病等。

【验案】

程某，男性，58岁，初诊日期1997年7月10日。

主诉：胸闷心痛8年，加重1月余。

病史：患冠心病8年，屡治少效。近月来症状加重，终日胸膺憋闷隐痛，如有吹风之凉，嗳气呃逆频作，形体不衰，但神色困顿，少言寡语，声音较微。虽值盛夏，却甚畏风怕冷，远避电扇，不入空调房间。若在林荫下留居稍久，即感胸前寒冷，憋闷疼痛加重，纳寐尚可，二便亦调，舌淡润体胖，边有齿痕，苔白薄微滑，两脉沉濡略滑。

检查：不详。

诊断：中医诊断：胸痹（阴寒水凝，心络痹阻）。

西医诊断：冠心病。

治则：通阳散寒，化饮宣痹。

方药：验方共5剂，每日1剂，水煎服，1日两次。

复诊（7月16日）：服上药后胸前冷感好转，胸闷隐痛亦减，呃逆嗳气等作，脉舌同前。上方去瓜蒌皮，加：红枣5枚，党参10g。再服10剂，症减七八，后予上方1月，诸症消失。半年后随访，诸症未作。

〔见《中国医药学报》，2001，16（1）：58～59〕

【按语】

本案患者在长达8年的诊治中，常服活血化瘀通脉之中药，及扩冠、增加冠脉流量之西药。虽药不辍口，但症状依然。胡翘武先生治病重视局部与整体的结合，在明确西医诊断的同时，更强调中医的辨证。常谓："冠心病虽病位在心，主一'瘀'字，活血通脉也为其一法。然'瘀'虽为其一因，也或为其果，欲先求其所因，就未必仅为瘀之一端。仲景即有'阳微阴弦，即胸痹而痛，所以然者，责其至虚也'之名训。以一法而统治诸证，非其治也"，本案胸阳式微乃阴盛之前提，寒水凝着又是血瘀之基础，辨审清晰，因果分明，所现脉舌又甚切病机，非离照当空无以驱散阴霾，故以麻黄附子细辛合枳实薤白桂枝汤加味，温阳散寒、宣痹止痛、标本兼治。首诊告捷。8年病痛始见转机。先生谓：盛夏酷暑不避麻桂辛附之辛热重剂，乃有斯证用斯药，无此不效也，方中旋覆花非但

下篇 百家验方

175

为降逆止呃而设，因其性温味咸，更具消痰导水散结利气之用；威灵仙辛温味咸，擅长通经络消痰涎，对由阴寒痰饮所致之胸痹甚效，寒水凝络之胸痹常择之。

6. 张荣新治冠心病心绞痛验方

【方源】

张荣新主任医师治疗冠心病心绞痛经验举隅〔赵喜娟，等．陕西中医学院学报，2006，29（1）：19～20〕

【药物组成】

黄芪 20g　党参 15g　白术 12g　茯苓 20g　山药 15g　丹参 18g　川芎 9g　当归 12g　桃仁 6g　陈皮 18g　制半夏 9g　枳壳 12g　甘草 6g

水煎服，每日 1 剂，分早晚服用。

【功效】

益气活血，化痰祛瘀。主治冠心病心绞痛等。

【验案】

刘某，男性，53 岁，初诊日期 2005 年 1 月 15 日。

主诉：心前区阵发性疼痛半年，加重 1 周。

病史：患者多于夜间或晨起时发作心前区疼痛，呈压榨性，每周发作 2～3 次，每次持续 5～8 分钟，舌下含服硝酸甘油 0.6mg 可缓解。现症见心前区疼痛，伴有胸闷，神疲乏力，汗出，食纳，睡眠欠佳，二便尚调。舌质淡暗，舌边见齿痕，苔薄白微腻，舌底脉络迂曲紫暗，脉弦涩。

检查：双肺呼吸音清，未闻及干湿音，心率72次/分，律齐，心音低钝，未闻及病理性杂音。十二通道心电图正常，24h动态心电图心绞痛发作时V3～V5导联ST段下移0.1mv。

诊断：中医诊断：胸痹（气虚血瘀痰滞）。

西医诊断：冠心病。

治则：益气活血，化痰祛瘀。

方药：验方6剂，每日1剂，水煎法，分两次温服。服6剂药后，夜间心绞痛消失，但仍于清晨醒后或起床时发作。舌淡暗，脉弦滑。上方加：瓜蒌9g，薤白10g。继服12剂，巩固疗效，随访半年，患者心前区疼痛未发作。

〔见《陕西中医学院学报》，2006，29（1）：19～20〕

【按语】

本方本案为陕西中医学院附属医院张荣新主任医师的验方验案。张氏认为胸痹心痛的主要病因是由于饮食不当，情志失调，年迈体虚。其主要病机为心脉痹阻，其病位在心，但其发病与心、肾、肝、脾诸脏的盛衰有关，常在心气、心阳、心血、心阴不足，或肝、肾、脾失调的基础上，兼有痰浊、血瘀、气滞等病变。其病理变化主要表现为本虚标实，虚实夹杂，实为气滞、血瘀、痰阻，痹遏胸阳，阻滞心脉，虚为心脾肝肾亏虚。气虚血瘀贯穿于冠心病心绞痛的始终，因此治疗多以益气、活血、化痰、调畅气机为法。张氏在临证上重视辨病与辨证相结合，中医辨证常分以下证型：气虚血瘀，治以益气活血，方用人参养营汤合桃红四物汤加减；气滞血瘀，治以疏肝理气，活血化瘀，方用柴胡疏肝散合失笑散；痰浊痹阻，治以通阳泄浊，豁痰开结，方用瓜蒌薤白半夏汤加味；气阴两虚，治以益气养阴，养血通脉，方用生脉散合归脾汤加减；心阳不振，治以补益阳气，温振心阳，方用桂枝甘草汤加减。本案患者素体气虚，推动无力，致痰血凝滞；又因劳累、饱食均可耗气，致心脉痹阻不通，不通则痛。治病求本，故以益气为主，增其动力，凝滞解除，则病情得以好转。

7. 奚凤霖治冠心病验方

【方源】

《古今名医临证金鉴·胸痹心痛卷》〔单书健，等．中国中医药出版社，1999〕

【药物组成】

制乌头 5g　制附子 10g　干姜 5g　赤石脂 30g　荜茇 5g
制香附 15g　瓜蒌实 30g　薤白头 30g　丹参 30g　制乳没各 5g
郁金 15g

水煎服，每日 1 剂，分早晚服用。

【功效】

温阳祛寒，暖胃宽胸，化瘀祛浊。主治冠心病心绞痛等。

【验案】

牛某，男性，54 岁，初诊日期 1986 年 5 月 14 日。

主诉：心痛，伴胸闷、气憋 10 月余。

病史：患者患高血压病多年，血压经常在 21.3 ~ 24/ 10.7 ~ 13.3kPa，同时伴有左臂无脉症，左臂血压在 10.7/6.67 kPa 左右。于 1984 年诊为冠心病，从 1985 年 5 月其心痛频繁而剧烈，在部队医院诊为：心肌梗死综合征。其后 10 个月中每日发作，少则 2 ~ 3 次，多则 7 ~ 8 次，每次疼痛发作多在半夜（23 ~ 24 点），痛时轻则 10 余分钟，重则 1 ~ 2 小时，含硝酸甘油片已渐失效，痛剧额汗、肢冷，伴胸闷、气憋、胃脘难受不适、呕恶、噫气，有时腹胀、便难，平时白天基本不发。去年 3 月去沪住院治疗两月，未获控制。刻诊见面色淡黄，体格肥胖，神态焦虑，素无胃病，饮食尚可，舌体胖边有齿痕，质暗红，苔薄白腻，舌下静脉紫褐。右脉弦紧，左脉涩细微。

检查：血压：右 22.7/11.2kPa，左 11.44/8.72kPa。

诊断：中医诊断：胸痹（脾胃气滞，阻遏胸阳；血脉不畅，瘀浊痹阻）。

西医诊断：冠心病心绞痛。

治则：温阳祛寒，暖胃宽胸，化瘀祛浊。

方药：验方 3 剂，水煎服，每日 1 剂，早晚温服。

服 3 剂后，即获效，再服 3 剂，夜间仅发 1 ~ 2 次，痛势亦有改善。连续服药 3 周，虽然仍有小发，已不再用扩张血管药，原法略作增删。共治 1 个半月后，其间曾有 3 周未发，病情渐趋稳定。但大剂辛热药，必耗元气，转以益气养血，温经通络。处方：老红参 5g，制附子 5g，当归 10g，桂枝 5g，细辛 3g，干姜 3g，木通 3g，香附 15g，赤芍 15g，陈皮 10g，炙甘草 5g。再治疗 1 月，诸证若失，7 月底心电图复查：窦性心律不齐，心肌损害，与前比较原来 T 波倒置，现为部分直立。血压：右 20.3/12.3kPa，左 16.8/9.86kPa，无脉症亦有好转。

〔见《古今名医临证金鉴·胸痹心痛卷》第 252 页，中国中医药出版社，1999〕

【按语】

诸阳皆受气于胸中而经气行于背，若寒气独盛，阳微不运，阳乘阴位，则沉寒独聚，痹阻胸阳，心脉不通而发胸痹心痛。日·丹波元坚《杂病广要》"胸痹心痛"篇中曰："真心痛者，手足青不至节，或冷未至厥，此病未深，犹有可救。必借附子理中汤加桂心、良姜，挽回生气可也"，此心胃同治之方。若痛极而厥，额汗肢冷，必以祛寒温阳，峻逐阴邪之乌头赤石脂丸主治，方中乌、附、姜，一派大辛大热，峻逐阴寒之邪，以扶衰微之阳，止痛之力极强，并用赤石脂，温涩调中，收敛阳气。本案患者即是阳虚阴寒之胸痹心痛，故以本方温阳祛寒、化瘀祛浊获得良效。

8. 孟澍江治疗冠心病验方

【方源】

《胸痹心痛古今名家验案全析》〔李东晓．科学技术文献出版社，2004〕

【药物组成】

全瓜蒌 12g　薤白 6g　细辛 3g　川芎 8g　生蒲黄 15g　姜

黄 6g

水煎服，每日 1 剂，分早晚服用。

【功效】

温经散寒，通阳活血，祛瘀理气。治疗冠心病心绞痛等。

【验案】

张某，女性，55 岁，初诊日期 1987 年 11 月 11 日。

主诉：冠心病 5 年余，胸痛加重 3 日。

病史：患者诉患冠心病 5 年余，常因受寒或情绪激动而引发，发时每含硝酸甘油片即在数分钟内缓解。此次因受寒而发，已有 3 日。症见：心绞痛呈缩窄痛，或呈明显的压痛，位在胸骨后或左前胸，可反射到左肩左臂，形寒肢冷，苔白微腻，脉沉迟。

检查：不详。

诊断：中医诊断：胸痹（气滞血瘀，痰浊瘀阻，胸阳不振）。

西医诊断：冠心病心绞痛。

治则：温经散寒，通阳活血，祛瘀理气。

方药：验方 5 剂，水煎服，早晚两次温服，每日 1 剂。药后，胸痛即获缓解，但自觉胸中有冷气，守原方加高良姜 3g。10 剂药后，痛势基本趋于平定，但胃纳欠佳，不思饮食，在前方的基础上加：山楂 12g，大枣 5 枚。再服药 5 剂后，痛势全消。其后，即使有诱发因素而小有发作，痛势亦较轻微，再嘱按前方间日服药 1 剂，服 10 剂后，病告痊愈。

〔见《胸痹心痛古今名家验案全析》第 140～141 页〕

【按语】

冠心病心绞痛多因胸阳不振、气滞血瘀而致。本例心痛常因受寒或情绪激动而诱发，兼有形寒肢冷、苔白腻、脉沉迟，故孟氏辨为气滞血瘀兼痰浊瘀阻，经络不通，胸阳不振，发为胸痹心痛。治以温经散寒，通阳活血，祛瘀理气。方中瓜蒌、薤白通阳化痰散结；细辛疏风散寒，辛温走窜经络；川芎行气活血；生蒲黄、姜黄行气滞、活血脉。当出现胸中有冷气时，加用高良姜以增其散寒止痛之功；胃纳欠佳时，对症加用山楂、大枣消食和胃，使胃纳转佳，痛势全消，病告痊愈。

9. 宣痹止痛散

【方源】

《胸痹心痛古今名家验案全析》〔李东晓. 科学技术文献出版社，2004〕

【药物组成】

红参50g　丹参100g　川芎100g　田三七100g　郁金100g　沉香50g　麻黄30g　附子50g　细辛30g　延胡索100g　冰片30g　炙甘草100g

共为细末，装瓶，密封备用，早晚饭前各服1次，温开水送服，每次1~3匙。

【功效】

温阳宣痹，化瘀止痛。治疗冠心病心绞痛，高血压等。

【验案】

赵某，女性，58 岁，初诊日期 1982 年 8 月 15 日。

主诉：高血压 12 年，胸痛 2 年余。

病史：患者 1970 年始患高血压，1980 年后常感心前区刺痛，每劳累或情绪激动时易发作，含化硝酸甘油可暂时缓解。近因工作繁忙致病情加重，经服复方丹参片、活心丹、双嘧达莫等无明显效果。刻诊：心前区阵发性刺痛，甚则绞痛难忍，反射至肩背，伴胸闷气短，四肢厥冷，汗出如珠。舌紫暗，苔薄白，脉沉微结代。

检查：心电图提示心肌缺血。

诊断：中医诊断：胸痹（胸阳不振，心血瘀阻）。

西医诊断：冠心病心绞痛，高血压。

治则：温阳宣痹，化瘀止痛。

方药：予宣痹止痛散，每次 1～3 匙，温开水送服，早晚饭前各服 1 次。连服 3 日疼痛渐减，5 日疼痛消失，后将散剂改装成胶囊，每日 6 粒，常年服用，心绞痛未发。

〔见《胸痹心痛古今名家验案全析》第 141～142 页〕

【按语】

本方本案为乔保钧教授的验方验案。患者心前区痛表现为刺痛、绞痛，为瘀血致痛的特点；胸闷气短，四肢厥冷，汗出如珠，为胸阳不振、阳气欲脱的表现。结合舌象、脉象，辨证为胸阳不振、心血瘀阻，证属本虚标实，胸阳不振为本，心血

下篇 百家验方

痹阻为表，治予乔氏自拟"宣痹止痛散"温阳宣痹，活血止痛。方中人参、炙甘草益气强心，扶正固本；丹参、川芎、三七、延胡索活血行气，化瘀止痛；郁金、沉香、冰片芳香化痰浊，理气止痛；用麻黄附子细辛汤温通阳气，宣痹止痛，其中麻黄温阳宣肺，利气机，以调血脉；细辛通少阴之阳，化寒凝止痛；附子温命门之火，以消阴翳。此方取《伤寒论》麻黄附子细辛汤方义，突出"温化"、"宣通"之特点，熔活血化瘀、芳香温通于一炉，具益气固本、缓急止痛之功。散剂服用方便，起效快，适用于急性期疼痛骤发，反复发作者。

10.《金匮》人参汤加味

【方源】

《胸痹心痛古今名家验案全析》〔李东晓. 科学技术文献出版社，2004〕

【药物组成】

白人参 15g　炙甘草 15g　干姜 9g　炒白术 15g　制附片 9g　五灵脂 9g　山楂 9g　乳香 3g　降香 9g

水煎服，每日 1 剂，分早晚服用。

【功效】

温阳补虚，散寒通痹。治疗冠心病心绞痛。

【验案】

王某，男性，54 岁，初诊日期 1974 年 7 月 15 日。

主诉：心前区闷胀伴压榨性疼痛 10 余日。

病史：患者半月前突觉胸骨及心前区闷胀，并伴压榨性疼痛、面色苍白、冷汗时出，经某医院检查，诊为心绞痛，住院治疗 10 日，绞痛发作愈来愈频繁，医生嘱服中药，特来诊治。现症见：肢体怠惰，手足厥冷，绞痛时必出冷汗，汗出则寒战不禁，心悸难安，气短身乏。舌质胖嫩无苔，脉沉细而弦，时或间歇。

检查：不详

诊断：中医诊断：胸痹（阳气衰竭，心失温煦）。

西医诊断：冠心病心绞痛。

治则：温阳补虚，散寒通痹。

方药：《金匮》人参汤加味，上方 3 剂，每日 1 剂，药煎成后去渣，冲入米醋 1 匙，趁热服。

二诊（7 月 19 日）：3 剂后，绞痛未发，面色尚红润，自诉除胸闷身乏，食欲差，两膝以下仍有冷感，两手已不凉，余无其他异常，舌质淡，脉沉细、无间歇。可见心阳已渐恢复，脾肾之阳有待温补，守方出入续进：白人参 15g，炙甘草 15g，干姜 9g，炒白术 15g，制附片 9g，肉桂 3g，当归 9g，山楂 9g，陈皮 6g，赤芍 12g。嘱其浓煎连服 10 剂，药后心绞痛痊愈。

〔见《胸痹心痛古今名家验案全析》第 162～163 页〕

【按语】

本方本案为任应秋教授的验方验案。本案病例用人参汤意不在温补脾阳而重在心阳，然患者已现手足厥冷，绞痛时必出冷汗，汗出则寒战不禁，单此数味温阳之力显然不足，故取四逆汤之意，加大辛大热之附子，入心脾肾经，温阳祛寒救逆。五灵脂、山楂、乳香、降香活血化瘀，行气止痛。二诊心阳已恢复，脾肾之阳有待温补，故加肉桂增强补火助阳、温经通脉之功。附子走而不守，"救阴中之阳"；肉桂守而不走，"救阳中之阴"；二者相须共奏温补诸阳之功。患者二诊疼痛大减，故减轻活血化瘀、行气止痛之力，且患者食欲不佳，故去五灵脂、乳香等碍食欲之品，加陈皮健脾理气，终获良效。

11. 自拟归红Ⅲ号方

【方源】

自拟归红Ⅲ号治疗冠心病心绞痛临床观察〔田保军，等.《中国中医急症》，2007，16（9）：1054，1058〕

【药物组成】

当归15～30g　天麻15～30g　川芎15g　藏红花15g

随证加减：睡眠欠佳者加夜交藤30g、酸枣仁10g；头晕加白术10g、半夏10g；肩背痛者加葛根12g、桂枝12g。

水煎服，每日1剂，分早晚服用。

【功效】

养血活血，通络止痛。主治冠心病心绞痛等。

【疗效】

田保军等报道，以自拟归红Ⅲ号方随证加减治疗冠心病心绞痛83例，设对照组82例予速效救心丸6粒、每日3次口服，并静脉滴注极化液。疗程为10天，治疗期间，两组均停服其他药物。结果：①观察组总有效率为92.77%，经 t 检验和 $x2$ 检验，较对照组（81.71%）显著增高（$P < 0.05$）；显效率两组分别为48.19%和25.61%，差异有显著意义（$P < 0.05$）。②采用归红Ⅲ号方治疗后心绞痛疼痛次数明显减少、持续时间明显缩短，两组比较，$P < 0.01$。③心电图疗效，观察组总有效率为61.45%，对照组为45.12%，两者比较，差异极为显著（$P < 0.01$）。

〔见《中国中医急症》，2007，16（9）：1054，1058〕

【按语】

自拟归红Ⅲ号方中当归气味苦、温、无毒，天麻气味辛、温、无毒，川芎气味辛、温、无毒，藏红花气味甘、平、无毒，全方具有养血活血、通络止痛作用。川芎中所含有效药物成分阿魏酸钠具有舒张血管、抗血小板活性、抗氧化和清除自由基等多种药理作用，可拮抗内皮素（ET）的生物活性，影响 ET 参与动脉粥样硬化形成，解除因冠脉痉挛导致的心肌缺血、缺氧。天麻苷、天麻苷元、天麻素可使血压下降，心率减慢，心输出量增加，心肌耗氧量下降，但不影响心率（仍呈窦性心率，但心率略有减慢），能拮抗高钾离子（K^+）去极化引起的脑血管的收缩效应，通过拮抗5-羟色胺（5-HT）对脑动脉的收缩发挥作用，通过提高痛阈而达到明显的镇痛作用。

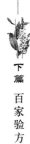

下篇　百家验方

187

本观察结果显示，自拟归红Ⅲ号方与速效救心丸相比，总效率分别为 92.07% 及 81.71%，提示心绞痛患者经自拟归红Ⅲ号方治疗后，其疼痛时间明显缩短，疼痛发作次数明显减少，心电图明显改善，表明该配方对心绞痛有肯定疗效，值得临床应用。

12. 活心通脉汤

【方源】

自拟活心通脉汤治疗冠心病疗效观察〔屠连茹，等．辽宁中医药大学学报，2008，10（3）：82〕

【药物组成】

丹参15g 枳实9g 葛根9g 石菖蒲9g 桃仁10g 红花10g 瓜蒌30g 降香5g 三七粉（冲）3g 川芎10g 赤芍10g 水蛭5g 延胡索9g 太子参30g 郁金9g 半夏9g

水煎服，每日1剂，分早晚服用。

【功效】

益气通络，活血化瘀。主治冠心病心绞痛等。

【验案】

刘某，女性，67岁，初诊日期2006年1月8日。

主诉：心悸、胸闷2日。

病史：既往有高血压病史10余年，诉心悸，胸闷2日，伴气短，乏力、纳差、夜寐欠安，偶有腰酸肢冷，后背发凉。刻诊见面色苍白，精神欠佳，舌红苔黄。

检查：BP：20/10.7kPa，双肺呼吸音清，双下肢无水肿。心电图检查：ST－T段改变。

诊断：中医诊断：胸痹（胸阳不振，心失所养）。

西医诊断：冠心病。

治则：温通胸阳，通脉化瘀，养心安神。

方药：活心通脉汤，共4剂，每日1剂，水煎服，早晚两次温服。4剂药后，胸闷气短减轻，纳食稍增，睡眠颇安，仍时感心慌，腰酸，此乃心气初步得养，心阳稍见开豁，但心肾气阴仍不足，治拟心肾两调，守上方加减，服药1月后，症状基本改善，复查心电图正常。BP：16/10.7kPa，后随访两月未见复发。

〔见《辽宁中医药大学学报》，2008，10（3）：82〕

【按语】

冠心病心绞痛的病理变化主要表现为本虚标实，本虚可由气虚、阳虚、阴虚、血虚；标实为气滞、寒凝、痰浊、血瘀。临床上常表现为虚实兼夹，发作期以标实表现为主，并以血瘀为突出；缓解期主要有心、脾、肾气血阴阳之亏虚，其中又以心气虚为常见。因此，气虚血瘀型在冠心病中最为常见，针对气虚血瘀的特点，以通为用，标本兼顾，以益气活血通络为法。

本方中太子参大补元气，补而不腻；丹参、葛根养血活血，丹参具有抗凝、抗血栓形成，改善微循环，扩张冠状动脉，抗心肌缺血，减慢心率，抗动脉粥样硬化，镇静止痛作用；葛根不仅能扩张血管，改善血液循环，还能对抗垂体后叶素引起的冠状动脉痉挛，有缓解冠心病，改善心肌缺血的作用；川芎为血中气药，行气活血止痛。丹参、川芎则扩张静脉，减少回心血量；桃仁、红花、赤芍、延胡索活血散瘀理气，改善微循环，降低血黏度，扩张冠状动脉，改善心肌缺血、缺氧；延胡索有明显的镇痛作用，能增加冠状动脉血流量及心肌营养血流量；降香、枳实、郁金、菖蒲、半夏调畅气机，化痰通阳；水蛭有抗凝血的作用，能缓解血管平滑肌痉挛，减少冠脉阻力，扩张冠状动脉，增加冠脉血流量，保护缺血心肌及抑制血小板聚集，预防血栓形成；三七粉有益气通脉络之功效。诸药合用补而不滞，攻而不伤正，共奏益气养心，活血通络之功，符合"胸痹"、"心痛"的病因病机，诸药合用脾健气调，痰祛瘀散，心脉通畅。

13. 桂枝汤加味

【方源】

桂枝汤加味治疗心悸验案〔葛延全，等．广西中医药，2002，25（2）：38〕

【药物组成】

桂枝 12g　白芍 12g　炙甘草 10g　红花 8g　砂仁 10g　熟附子 2g　生姜 2 片　大枣 5 枚

水煎服，每日 1 剂，分早晚服用。

【功效】

补心气，助血运，安心神。主治心动过缓等。

【验案】

某，男性，28岁，初诊日期1999年5月14日。

主诉：心悸气短，伴自汗，左胸、左肩部紧闷不舒，劳后加重半年余。

病史：患者诉心悸气短，伴自汗，左胸、左肩部紧闷不舒，劳后加重半年余。近2周昼时心悸频发，3～5次/小时，夜间寐中经常因胸闷憋气而醒。刻诊：面色少华，神疲乏力，纳谷不香，寐少梦多，舌体胖嫩，质红色淡，苔薄白而润，脉迟弱。

检查：心电图示窦性心动过缓，心率43次/分。

诊断：中医诊断：胸痹，心悸（心气不足，血运迟缓，心神失养）。

　　　西医诊断：冠心病，心动过缓。

治则：补心气，助血运，安心神。

方药：以桂枝汤为主加味。处方：桂枝12g，白芍12g，炙甘草10g，红花8g，砂仁10g，熟附子2g，生姜2片，大枣5枚。水煎服，日1剂。

二诊：上药6剂后症减大半，继用6剂诸症基本消失，心率58～62次/分。继用上方3剂制成散剂，沸水浸泡后服上清液，每次6g，日服3次。随访半年未复发。

〔见《广西中医药》，2002，25（2）：38〕

【按语】

桂枝汤为东汉张仲景《伤寒论》中名方之一，清代柯琴

下篇　百家验方

在《伤寒论附翼》中称桂枝汤"为仲景群方之魁，乃滋阴和阳，调和营卫，解肌发汗之总方也。"由桂枝、芍药、炙甘草、生姜、大枣5味药组成，主治外感风寒表虚证的头痛发热、汗出恶风、鼻鸣干呕、苔白不渴、脉浮缓。现代临床常用本方加减治疗心阳不振、营卫不和型冠心病合并心律失常等病。《素问·六节藏象论》云："心者，生之本，神之变也；其华在面，其充在血脉。"营血在脉管中运行，滋养五脏六腑，灌注四肢百骸，均赖于心脏有规律的搏动，推动营血在脉管中运行周身；心脏搏动又根于心之阳气推动而实现。本案患者病机主要为心之阳气亏虚，血行迟缓，心神失养。方中炙甘草、大枣补气兼以安神；桂枝、附子、炙甘草通阳化气，益血通脉；白芍、炙甘草、大枣养血和营安神；砂仁行气化湿，红花活血通经，二味相伍资助气血运行。全方共奏补心气、助心阳、促血运、安心神之功，可使心气充、营血足、神得养而诸症自平。

14. 四妙勇安汤合生脉饮

【方源】

四妙勇安汤合生脉饮治疗冠心病120例〔朱寅圣. 时珍国医国药，2007，18（11）：2824〕

【药物组成】

当归30g　玄参30g　金银花30g　甘草10g　人参10g

麦门冬 30g　　五味子 10g　　丹参 20g

水煎服，每日 1 剂，分早晚服用。

【功效】

清热解毒，活血化瘀，宁心宽胸，通络止痛。主治冠心病，心绞痛等。

【验案】

某，男性，42 岁，初诊日期 2002 年 4 月 11 日。

主诉：阵发性胸闷、心前区不适、气短、头晕近 10 年，加重 3 个月。

病史：该患者阵发性胸闷、心前区不适、气短、头晕近 10 年。曾诊断为"冠心病"，近 3 个月来，胸痛频繁发作，向左上肢放射，常于运动时发作，休息时缓解，伴有气短，曾自服多种中西药物无好转而来我院就诊。

检查：血压：24/14.7kPa，心尖部第一心音低钝，$A_2 > P_2$，余无阳性体征。心电图示：心肌下壁缺血。

诊断：中医诊断：胸痹（心阳不振，心脉瘀阻）。

西医诊断：冠心病心绞痛，高血压。

治则：宁心宽胸，活血化瘀。

方药：予四妙勇安汤合生脉饮治疗。上方每日 1 剂，水煎服，早晚两次温服。服药当天，胸闷、气短、胸痛缓解，疗效显著，继续治疗，运动时已无发作。服药 1 个月后，复查心电图恢复正常，随访 1 年无复发。

〔见《时珍国医国药》，2007，18（11）：2824〕

【按语】

冠心病是冠状动脉粥样硬化、血管腔狭窄或阻塞，或因冠状动脉功能性改变导致心肌缺血、缺氧或坏死而引起的心脏病。属中医"胸痹"范畴，传统认为多有阳虚寒凝、气滞血瘀、痰湿侵犯、痰热灼络导致血脉瘀阻，郁遏于胸所致。朱寅圣在多年的临床观察中发现，胸痹的病机根本在于各种原因导致心血瘀滞，郁久化热，热聚成毒，热毒犯心，心脉不通，胸阳不振。轻者发生心脏疼痛，心悸怔忡，胸闷气短，重者导致猝死。据此，采用四妙勇安汤合生脉饮治疗，取得了可喜的疗效。四妙勇安汤中当归养血和血；丹参养血散瘀；玄参养阴凉血化瘀；金银花、甘草解毒止痛。诸药合用，共奏养血和血、化瘀止痛之功。生脉饮中人参大补元气；麦门冬养阴清热；五味子敛阴止汗。3 药合用，一补一润一敛，益气养阴，生津止渴，敛阴止汗，使气复津生，汗止阴存，气充脉复。两方合用，组方独特、严谨，药味精、药力专，共奏清热解毒、活血化瘀、宁心宽胸、通络止痛之效。现代实验及临床证实四妙勇安汤加丹参治疗冠心病有效，具有扩张血管、缓解血管痉挛作用，故用于冠心病的治疗效果肯定。朱氏以本方治疗冠心病心绞痛患者 120 例，服药 30 天后，总有效率达 95.83%。

15. 黄芪血府汤

【方源】

黄芪血府汤治疗胸痹 52 例疗效观察〔付尤翠，等. 现代中西医结合杂志，2003，12（17）：1864～1865〕

【药物组成】

黄芪 60g　柴胡 12g　当归 20g　怀牛膝 20g　枳壳 12g
桔梗 12g　桃仁 12g　红花 12g　生地 20g　赤芍 30g　川芎 15g
炙甘草 10g

水煎服，每日 1 剂，分早晚服用。

【功效】

益气活血，化瘀止痛。主治冠心病心绞痛等。

【疗效评定】

付尤翠等以黄芪血府汤随症加减治疗胸痹患者 52 例，胸
闷痛明显加全瓜蒌 30g、降香 10g，恶寒肢冷加桂枝 15g、附片
30g，心慌明显加人参 20g、麦冬 20g。水煎服，1～2 天 1 剂，
3 次/天。设对照组 52 例服用复方丹参片，3 片/次，3 次/天。
疗程为 1 个月，用药期间停用其他同类治疗性药物，症状每天
观察，心电图 1 周 1 次。结果：治疗组总有效率为 92.30%
（48/52），对照组为 82.69%（43/52），两组比较，P＜0.05。
说明黄芪血府汤治疗胸痹较丹参片疗效更为显著。

〔见《现代中西医结合杂志》，2003，12（17）：1864～
1865〕

【按语】

心主血脉，靠气推动，气与血的关系非常密切，二者相互
依存、相互影响。汉·张仲景《金匮要略》称胸痹症状为
"胸背痛，心痛彻背，背痛彻心，短气不足以息"，并指出
"胸痹缓急"；蒲辅周认为本病为"心气不足，营气不周"；邓
铁涛更明确指出：胸痹之基本病机为气虚血瘀，气虚是本，血

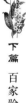

下篇 百家验方

瘀为标，气虚引起血瘀，血瘀影响气血流畅，而致心脉瘀滞，引起疼痛，故气虚血瘀是胸痹的主要矛盾，病程越长，病情越重。

血府逐瘀汤是王清任用以治疗胸腹血瘀所致诸证之名方，由桃红四物汤合四逆散加桔梗、牛膝而成。本方活血化瘀而不伤血，疏肝解郁而不耗气，黄芪味苦微温，补中益气，故而黄芪血府汤有益气活血、散瘀止痛、通补兼施、标本同治之功效，临床用于治疗气虚血瘀之胸痹疗效显著。近者有报道，单味黄芪有治疗冠心病作用，且对改善心肌供血、供氧疗效明显，有预防冠心病复发、改善预后、延长患者生存期的疗效，同时，黄芪还具有多方面增加免疫功能作用，和活血药同用，有助于免疫复合物的清除及病理组织的修复，同时还有报道，黄芪能明显增加心排血量，每搏血量，和活血药同用，效果更明显。总之，黄芪治本，改善全身状况，增强机体抵抗力，血府逐瘀汤能从血液系统局部调整循环，降低血小板聚集性及血液黏度，改善冠脉循环，二者相配，标本兼顾，体现了中医学局部与整体相结合思想。

16. 活血通痹汤

【方源】

益气活血通痹止痛方治疗冠心病心绞痛 58 例〔王超，等.光明中医，2009，24（5）：947~948〕

【药物组成】

人参 10g　黄芪 15g　三七 6g　丹参 30g　当归 15g　桂枝 10g　赤芍 15g　桃仁 10g　红花 6g　川芎 10g　五味子 10g　瓜蒌皮 15g

加减：脾虚纳差者加白术 15g，茯苓 15g；失眠者加炒枣仁 30g，远志 12g；胸闷加薤白 12g；心前区刺痛加延胡索 15g；水肿明显加五加皮 15g，车前子（包）30g；心悸加龙骨（先煎）30g，炒枣仁 24g；心动过速加黄连 6g；高血压、高血脂加草决明 20g，何首乌 15g，泽泻 12g。

水煎服，每日 1 剂，分早晚服用。

【功效】

益气活血，通痹止痛。治疗冠心病心绞痛等。

【验案】

张某，男性，48 岁，初诊日期 2007 年 9 月。

主诉：反复发作心前区闷疼、气短 1 年半，加重 3 天。

病史：患者近日因劳累后在工作中自感心前区阵阵隐痛，疼痛时牵至左肩背部，每日发作 2～3 次，每次持续 1～2 分钟，并伴有胸闷气短、动则喘息、心悸且慌、懒言、面色白、全身冷汗，舌暗紫有瘀斑，舌下静脉青紫，脉细涩时有结代。

检查：发作时心电图检查提示：V1～V3 中 ST 段呈水平下移 0.1～0.2mv，aVF 导联 T 波倒置，V1～V3 导联低平；超声心动图查有冠心病改变；血脂检查胆固醇、甘油三酯与 β-脂蛋白均增高。

诊断：中医诊断：胸痹（心气不足，瘀血痹阻）。

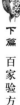

下篇　百家验方

西医诊断：冠心病，稳定型劳累性心绞痛。

治则：益气活血、通痹止痛。

方药：活血通痹汤加减。处方：黄芪30g，人参15g，丹参30g，川芎10g，当归10g，赤芍15g，桂枝10g，桃仁10g，三七6g，瓜蒌10g，薤白10g，延胡索15g，炙甘草6g。每日1剂，水煎分两次服。1周后心绞痛基本缓解，心电图示：aVF中T波倒置变浅。ST段V1～V3水平下移缺血已回升。6周后，症状消失，复查心电图大致正常，血脂检查恢复正常。

〔见《光明中医》，2009，24（5）：947～948〕

【按语】

本方主要用于治疗气虚血瘀型冠心病心绞痛。方中人参大补元气，安神养血；黄芪甘温纯阳，善补清气之虚，气旺则能行血；三七、丹参、当归、赤芍、川芎、桃仁、红花活血化瘀，通络止痛；桂枝温通心阳，血得温则行；瓜蒌皮宽胸降气；五味子益气生津。现代药理研究表明：黄芪可增强心肌收缩力，改善心脏功能，且可改善血黏度，疏通微循环；丹参能提高机体抗缺氧能力，改善微循环，抑制血小板聚集，促进纤维蛋白溶解，降低血黏度；川芎可抑制血管平滑肌收缩，增强冠脉血流量，改善心肌缺血。红花对冠脉血流量有一定程度增加，能降低血清中总胆固醇、血脂、甘油三酯水平，改善微循环，能阻止血栓形成，并促其溶解，有抗动脉粥样硬化作用。诸药合用，共奏益气温阳、活血化瘀、通络止痛之效，从而达到治疗冠心病心绞痛的目的。综上所述：益气活血通痹止痛方不仅能治愈或减轻心绞痛症状，还能改善高血压、降低血脂，是治疗气虚血瘀型冠心病心绞痛疗效可靠的方药。

17. 活血化瘀汤

【方源】

活血化瘀汤治疗冠心病心绞痛 96 例〔孟宏. 实用中医内科杂志，2003，17（2）：132〕

【药物组成】

生黄芪 30g　桂枝 15g　当归 15g　葛根 30g　丹参 30g
川芎 10g　威灵仙 15g　羌活 15g

水煎服，每日 1 剂，分早晚服用。

【功效】

益气通络，活血化瘀。主治冠心病等。

【验案】

吴某，女性，67 岁，初诊日期 2001 年 1 月 5 日。

主诉：冠心病史 3 年，发作性心前区疼痛 1 月。

病史：患者患有冠心病已 3 年，近 1 月发作性心前区疼痛明显，每日发作 1～2 次，每次痛 5～10 分钟，患者面色晦暗，舌暗红，有瘀斑，脉沉细。

检查：血压 21/12kPa，心电图 aVF、V4～V6 导联 T 波倒置，血液流变学检查三项升高，血胆固醇增高。

诊断：中医诊断：胸痹（气虚血瘀型）。

　　　　西医诊断：冠心病。

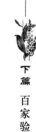

治则：益气通络，活血化瘀。

方药：活血化瘀汤加减。药用：生黄芪 30g，丹参 30g，川芎 10g，当归 15g，细辛 5g，防风 15g，羌活 15g，威灵仙 15g，三七粉（冲）2g。共 7 剂，每日 1 剂，水煎服，早晚两次温服。服用 1 周后，胸闷、胸痛、气短、乏力较前明显好转，胸痛发作次数减少。又守方加减调治 1 月，症状基本消失。舌脉正常，心电图 aVF、V4～V6 导联 T 波直立、血流变学检查各项基本正常，胆固醇正常，随防 3 个月，未复发。

〔见《实用中医内科杂志》，2003，17（2）：132〕

【按语】

冠心病多与心肺关系密切，任何原因引起心肺气虚，气滞血瘀、胸阳痹阻及痰湿阻滞等因素均可引起血脉瘀滞而致心肌缺血，引发心绞痛。其病理特点为多瘀多滞。本方即抓住气滞血瘀这个主要环节以理气活血化瘀为主组方，根据辨证随证加减，灵活运用，标本同治。方中以生黄芪、羌活、威灵仙益气通络，丹参、川芎、当归养血活血化瘀，若疼痛重者加三七粉、延胡索、乳香、没药；痰盛加瓜蒌、薤白；寒凝加附子、细辛；肝肾阴虚加枸杞子、白芍、黄精；肾阳虚加仙茅、淫羊藿、补骨脂等。本案患者面色晦暗，舌有瘀斑，心痛明显，瘀血内阻心脉，故在本方的基础上加入三七粉活血化瘀、通络止痛，并加细辛温阳宣痹。孟氏以活血化瘀汤加减治疗冠心病患者 49 例，均取得较好的疗效。

18. 失笑散加味

【方源】

失笑散加味治疗冠心病心绞痛 20 例〔朱惠颖．新疆中医药，2001，19（4）：20〕

【药物组成】

五灵脂10g　蒲黄（包煎）10g　丹参15g　赤芍12g　葛根30g　川芎12g　降香10g　红花10g　三七粉（冲服）3g

水煎服，每日 1 剂，分早晚服用。

【功效】

活血行瘀，散结止痛。主治冠心病心绞痛等。

【验案】

陈某，男性，58 岁，初诊日期 1990 年 9 月 28 日。

主诉：胸闷、心痛 1 年余，加剧 2 日。

病史：患者每日情绪激动则出现心痛，痛有定处，其痛如针刺，含服硝酸甘油片症状稍有缓解，近 2 日心痛加剧，舌质暗、舌边有紫斑，苔薄，脉结代。

检查：血压 22.7/12kPa。X 线胸透：心肺无异常。心电图检查：S－T 段下移，T 波低平、双向或倒置。

诊断：中医诊断：胸痹（气血瘀阻，心脉不通）。

西医诊断：冠心病心绞痛。

治则：活血行瘀，散结止痛。

方药：失笑散加味。处方：五灵脂 10g，蒲黄（包煎）10g，丹参 15g，赤芍 12g，葛根 30g，川芎 12g，降香 10g，红花 10g，三七粉（冲服）3g。每日 1 剂，水煎服，分 2 次口服。

〔见《新疆中医药》，2001，19（4）：20〕

【按语】

冠心病心绞痛，属中医学"胸痹"、"真心痛"范畴，临床观察气滞血瘀为多，治疗上以失笑散加味，结合辨证，稍加增减，在临床床应用中收到较满意效果。方中五灵脂甘温，活血散寒；蒲黄甘平，行血消瘀；丹参、赤芍、葛根、川芎、红花等药物经现代药理研究证实有扩张冠状动脉血管的作用。根据中医"不通则痛"、"气行则血行"之理论，选用活血理气药物，对改善冠心病心绞痛的临床症状是非常理想的，服用一段时间后，异常之心电图也能随之消失或改善。朱惠颖报道，以本方治疗冠心病心绞痛患者 20 例，治愈 13 例，好转 6 例，总有效率为 95%。

19. 活血通络汤

【方源】

活血通络汤治疗冠心病 52 例〔伍世林，等．长春中医药

大学学报，2007，23（5）：41〕

【药物组成】

人参 10g　三七 6g　水蛭 6g　土鳖虫 10g　全蝎 5g　蜈蚣 1 条　降香 5g　香附子 10g

水煎服，每日 1 剂，分早晚服用。

【功效】

益气活血，化瘀止痛。主治冠心病心绞痛等。

【疗效评定】

伍世林等以活血通络汤为基本方，随症加减治疗冠心病心绞痛患者 52 例，其中合并高血压 25 例，高脂血症 30 例，糖尿病 15 例，高黏血症 13 例，心律失常 16 例。如兼心烦失眠，加炒枣仁 15g，茯神 30g，远志 10g；兼心火上炎者，加黄连 6g；气短者，加黄芪 40g；纳呆者，加焦三仙各 20g；阳虚者，加附子 10g，肉桂 5g，仙灵脾 12g。水煎服，每日 1 剂。对照组 40 例，其中合并高血压 20 例，高脂血症 22 例，糖尿病 6 例，高黏血症 12 例。予复方丹参注射液 16～20ml 加入 5% 葡萄糖 250ml 中，每日 1 次静滴，有心绞痛者加扩冠药（消心痛等），血压高者加降压药（卡托普利、硝苯地平等），血脂高者加降脂药，血黏稠度高者加肠溶阿司匹林等。15 天为 1 疗程，治疗 2 个疗程。结果：心绞痛总有效率：治疗组为 92.30%（48/52），对照组为 85%（34/40），两组比较，$P < 0.05$；心电图总有效率：治疗组为 90.38%（47/52），对照组为 65%（26/40），两组比较，$P < 0.05$。

〔见《长春中医药大学学报》，2007，23（5）：41〕

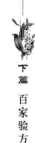

下篇 百家验方

【按语】

伍世林等认为本病病位在心之脉络，属脉络之病，多由于心气虚乏，络脉瘀阻或瘀塞，络脉绌急而发。根据这一理论自拟活血通络汤治疗，取得了较好疗效。有报道认为益气活血通络之中药具有扩张冠状动脉，改善冠状动脉循环的作用，同时还具有一定的保护血管内皮细胞、抑制血小板聚集等功能，具有疗效肯定、毒副作用少、作用较持久，患者易于接受等优点。本方以人参益气，三七、降香、水蛭、土鳖虫活血行气化瘀，再加全蝎、蜈蚣加强通络止痛之疗效。方中活血化瘀、通络止痛之虫类药的使用，针对冠心病心绞痛气滞血瘀之特点，对症对因治疗，故临床取得较好的疗效。

20. 胸痹舒宁方

【方源】

益气活血法治疗冠心病 50 例临床观察〔陈志明. 湖南中医药导报，2002，8（9）：528～529〕

【药物组成】

党参20g　黄芪20g　三七（冲）6g　檀香5g　丹参20g
川芎10g　当归10g　赤芍10g　茯苓10g　白术10g　白芍10g
炙甘草10g

水煎服，每日 1 剂，分早晚服用。

【功效】

益气活血，化瘀止痛。主治冠心病心绞痛等。

【疗效评定】

陈志明以胸痹舒宁方随症加减治疗冠心病心绞痛患者50例。心血瘀阻，加桃仁、红花；寒凝心脉，加桂枝、瓜蒌、薤白；痰浊闭塞型，加半夏、茯苓、竹茹；心气虚弱，加麦冬、五味子；心肾阴虚，加西洋参、生地；心肾阳虚，加附子、干姜。每日1剂，水煎，分早晚两次温服。设对照组45例予以静滴消心痛，口服阿司匹林、洛丁新、普罗帕酮、地高辛等西药。且两组均予一般对症处理，卧床、吸氧、丹参注射液20ml、黄芪注射液40ml加入5%～10%葡萄糖500ml内静脉滴注，每日1次。4周后，结果：临床疗效总有效率，治疗组为90.00%（45/50），对照组为73.33%（33/45），两组比较P＜0.05；心电图总有效率，治疗组为80.00%（40/50），对照组为66.67%（30/45），两组比较无统计学意义（P＞0.05）。

〔见《湖南中医药导报》，2002，8（9）：528～529〕

【按语】

胸痹舒宁方是针对冠心病气虚血瘀的病理机制而设。全方从益气活血着手，以黄芪、党参、丹参为主药，旨在气行则血行，辅以当归、川芎、三七、赤芍活血化瘀，茯苓、白术补中益气，佐以檀香理气散结，白芍缓急止痛，炙甘草既能缓急和中，又调和诸药。方中主要药物的作用机理已被现代药理所证实。如党参能增强心肌收缩力，增加心输出量；黄芪能明显扩张外周、冠状、脑等血管，借其力专性走，周行全身，使气旺血行，祛瘀而不伤正；又如丹参具有强心和扩血管作用，能加强心肌收缩力而不增加心肌耗氧量；川芎为"血中之气药"，能较明显地扩张冠脉，使心肌供氧量增加。综观本方具有扩张冠状动脉，增加冠状动脉血流量，增加心肌收缩力，改善心肌缺血，溶栓抗凝等作用。胸痹舒宁方以益气活血化瘀为主，审因论治，随症加减，其临床疗效观察结果表明，本方治疗冠心病在改善临床症状，心肌缺血方面疗效确切，有临床应用价值。

21. 七味三芎汤

【方源】

七味三芎汤治疗冠心病心绞痛 42 例〔范秀风，等. 陕西中医，2009，30（6）：659~660〕

【药物组成】

三七粉（冲）3g　川芎 10g　白芍 10g　生地 12g　当归 6g　檀香 15g　丹参 30g

水煎服，每日 1 剂，分早晚服用。

【功效】

活血化瘀，养血通脉。治疗冠心病心绞痛等。

【疗效评定】

范秀风等以七味三芎汤治疗冠心病心绞痛42例，设对照组41，两组均常规应用抗血小板、抗凝、扩管、调脂治疗，治疗组加用七味三芎汤，水煎服，每日1剂。4周后，两组临床疗效总有效率：治疗组为90.5%（38/42），对照组为73.2%（30/41），两组对照，P<0.05；心电图疗效总有效率：治疗组为88.1%（37/42），对照组为68.3%（28/41），两组对照，P<0.05。无论是临床疗效，还是心电图疗效，两组对照均有显著性差异。

〔见《陕西中医》，2009，30（6）：659~660〕

【按语】

七味三芎汤是由三七粉、川芎、生地、白芍、当归、檀香、丹参组成，即由四物汤加三七粉、檀香、丹参组方，四物汤具有养血功效，三七粉、檀香、丹参能行气活血化瘀。动物实验观察结果：丹参可阻止动脉粥样硬化形成过程中纤溶活性的降低，延缓和阻止动脉粥样硬化的形成，影响血小板聚集，使血栓溶解，能改善心室舒张功能，扩张冠脉及改善冠脉侧支血流。当归能够增强机体非特异性吞噬功能，中等剂量生地黄对心脏有直接加强心肌收缩力的作用，并可抗心律不齐。白芍对垂体后叶素引起的急性心肌缺血有明显的保护作用，并有抗缺氧、抗炎、保肝等作用。三七黄酮甙有明显扩张冠状动脉、减低冠脉阻力、增加冠脉血流量的作用；三七还能促使心肌梗死区的冠脉侧支循环形成。本方组方合理，治疗冠心病心绞痛具有良好的疗效。

下篇
百家验方

207

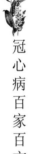

22. 血府逐瘀汤

【方源】

清·王清任《医林改错》

【药物组成】

桃仁 12g　红花 9g　当归 9g　生地黄 9g　川芎 5g　赤芍 6g　牛膝 9g　桔梗 5g　柴胡 3g　枳壳 6g　甘草 3g

水煎服，每日 1 剂，分早晚服用。

【功效】

活血祛瘀，行气止痛。主治冠状动脉硬化性心脏病的心绞痛，心律失常，风湿性心脏病等。

【验案】

甄某，男性，61 岁，初诊日期 1992 年 4 月 28 日。

主诉：胸痛时作 3 年。

病史：患者胸痛时作 3 年，长期服用扩血管药，病情尚平稳。近因情绪波动，胸闷心痛发作频繁，且持续时间延长，伴两胁胀满，舌质暗，苔白滑，脉象沉弦。

检查：心电图示下壁心肌缺血。

诊断：中医诊断：胸痹（气滞血瘀）。

　　　　西医诊断：冠心病。

治则：行气活血宣痹。

方药：血府逐瘀汤去生地黄，加丹参30g，降香10g，薤白10g。

1周后复诊，胸痛减轻，胁胀已瘥，时有心悸，脉转沉缓，改用益气活血方。处方：西洋参5g，杏仁10g，红花9g。再服7剂，药后胸痛已不再发作，偶有胸闷，无明显心悸气短，脉沉缓。复查心电图，较前明显改善，原方继服，月余而瘥。

〔见《古今名医临证金鉴·胸痹心痛卷》第148～149页，中国中医药出版社，1999〕

【按语】

本案为名中医高濯风的临床验案。胸为清阳之府，心体阴而用阳，浊邪内干，心脉不畅，甚或痹阻不通，不通则痛，气滞血瘀为其主要病机，临证辨治当权衡标本缓急，急则治其标，缓则固其本，或标本兼顾，时时顾护元气，益气与活血当配合使用，以扶正而不助邪，攻邪而不伤正，要因人而异调整补益与化瘀的药味和剂量。临证若见面赤、体实、心痛频作，血瘀症状突出者，应予行气活血、宣痹止痛，方用血府逐瘀汤减生地黄，加丹参、桂枝、薤白等，取"急则治标"之意。血府逐瘀汤为清代王清任5首活血化瘀名方之代表方剂，由桃红四物汤合四逆散加桔梗、牛膝而成，方以桃红四物汤活血化瘀而养血，四逆散行气和血而疏肝，桔梗开肺气，载药上行，合枳壳升降上焦而宽胸，牛膝通利血脉，引血下行。本案投以血府逐瘀汤，再辅以失笑散加强活血化瘀之力，使心络畅通，而悸痛自止。

调理五脏、活血通脉类方

　　冠心病病位在心，其发病主要是心脏气血阴阳亏损，但与他脏气血阴阳失调也有关系。如七情内伤，气机升降疏泄失常，心肝损伤，气血失和，血行不畅，经脉闭阻，而发本病；或饮食失节，损伤脾胃，化痰生湿，痰湿上犯，痹阻心阳，心脉不通，引发本病；或年老体衰，心肾阳虚，阴寒上泛，阻滞心脉，而致胸痹心痛等。临床症状除见胸闷、心痛以外，还有因其病因病机及涉及脏腑不同，而伴有相应症状。治以调理五脏、活血通脉。临床常选用柴胡疏肝汤、香砂六君子汤、参苓白术散、真武汤等加减，药用柴胡、陈皮、香附、芍药、茯苓、白术、党参、黄芪、丹参、酸枣仁、木香等。

1. 柴胡疏肝散

【方源】

　　明·张景岳《景岳全书》

【药物组成】

陈皮 6g　柴胡 6g　川芎 4.5g　香附 4.5g　炒枳壳 4.5g
芍药 4.5g　炙甘草 1.5g

水煎服，每日 1 剂，分两次食前服用。

【功效】

疏肝行气，和血止痛。主治情志不畅所致之冠心病、心律
失常等。

【验案】

钱某，女性，63 岁，初诊日期 1998 年 11 月 12 日。

主诉：阵发性胸闷、胸痛 3 年，加重半月。

病史：患者于 1995 年 10 月起出现胸闷、憋气、胸肋胀
痛、心悸，休息 5～8 分钟或者含服硝酸甘油 3～5 分钟后缓
解，每因精神刺激诱发或加重。在外院经心电图、冠状动脉造
影检查诊断为"冠心病心绞痛"，不规则服"恬尔心"、"消心
痛"、"阿司匹林"等药，病情反复。半月前与人吵架后复发
并加重，休息时亦觉胸闷、胸肋胀痛，经服上药无效而收入
院。入院时症见：胸闷憋气、胸肋胀痛，有时放射到左肩背
部，持续 5～8 分钟，心悸、乏力，善太息，腹胀纳差，失眠，
舌淡，苔白腻，脉沉弦。

检查：心电图示：窦性心律，律齐，心率 86 次/分。ST
段：I、avF、V1、V2 导联水平型下移 0.05～0.10 mv。T 波：
I、avL、V1、V2 导联低平，V4、V5 导联倒置。

诊断：中医诊断：胸痹（肝气郁结，横逆犯脾）。

　　　　西医诊断：冠心病。

治则：疏肝运脾，理气止痛。

方药：方用柴胡疏肝散化裁。处方：柴胡 10g，白芍 15g，枳壳 10g，香附 10g，川芎 10g，甘草 5g，延胡索 10g，当归 12g，茯苓 15g，白术 12g。共 10 剂，每日 1 剂，水煎服，分两次口服。

服上方 10 剂后，胸闷、胸痛、心悸等症明显减轻，仍乏力、失眠、纳增，舌淡苔白腻，脉沉弦。复查心电图：ST 段：I、avF、V1、V2 导联水平型下移小于或等于 0.05 mv，T 波：I、V1、V2 导联低值，avL、V4、V5 导联低平。

继服上方 15 剂后，胸痛、心悸缓解，稍感胸闷，纳可，精神转佳。复查心电图：ST 段：I、avL、V1、V2 导联稍下移，T 波：V5 导联低值。住院 25 天出院。

出院后继服上方去香附、延胡索，服药 8 剂后，诸症缓解，复查心电图正常。随访 1 年，未复发。

〔见周桃元. 疏肝解郁法治疗冠心病心绞痛 86 例总结. 中医药导报，2006，12（12）：28～29〕

【按语】

柴胡疏肝散出自明·张景岳之《景岳全书》，由四逆散（柴胡、枳壳、白芍、甘草）加香附、川芎、陈皮而成。方用柴胡、枳壳、陈皮、香附疏肝行气，白芍、川芎养血活血、疏肝行气与活血并施为其配伍特点。临床应用以胸闷、胁痛、脘胀、脉弦为其辨证要点，常用于治疗消化系统疾病。然因人体以气血为要，多种疾病的发生与变化多为气血郁滞的结果，根据中医学异病同治的原则，本案采用柴胡疏肝散加减治疗冠心病，如《素问·脏气法时论》曰："心病者，胸中痛，胁支满，胁下痛、膺背肩胛间痛，两臂内痛。"冠心病心绞痛所涉及的胸胁、背、肩、两臂等部位，正是肝胆经脉循行之处。肝胆有病累及于心，胸痹心痛亦随之发作。冠心病心绞痛多见于用脑过度、抑郁恼怒的中老年患者。肝主疏泄，直接影响气血的生化与流通。郁怒伤肝，肝气郁结，"气为血帅"，气滞则血瘀，或肝气乘脾，脾失健运，痰湿内生，瘀痰阻遏心脉，"不通则痛"。肝肾同源，肝郁日久化火，子病及母，耗灼肾阴，肾阴亏虚，则不能滋养五脏之阴，可使心阴内耗，心脉失养，不荣则痛。总之，肝气郁结，致痰瘀阻络及心肾阴虚是冠心病心绞痛的基本病机之一。"治病必求其本"，其本是肝气郁结，以肝治心，故疏肝解郁可作为冠心病心绞痛的基本治法。

2. 归脾汤

【方源】

宋·严用和《严氏济生方》

【药物组成】

白术30g　茯神30g　黄芪30g　龙眼肉30g　酸枣仁30g
人参15g　木香15g　炙甘草8g　当归3g　远志3g（当归、远志是从《校注妇人良方》补入）　生姜5片　大枣3~5枚

水煎服，每日1剂，分早晚服用。

【功效】

益气补血，健脾养心。主治冠心病、心律失常等，证属心脾气血不足者。

【疗效评定】

杨占兰以归脾汤为主方随症加减治疗冠心病65例，其中合并心律失常28例，若气滞者重用木香，加枳壳；瘀血者用丹参、赤芍；痰浊者用瓜蒌、薤白；阴寒者用姜片、桂枝；热结者用黄芩、黄连。结果：症状体征消失，心电图恢复正常5例；症状缓解，心电图逐渐恢复正常18例；症状体征减轻，心电图好转32例；症状体征无改变，心电图无改变10例。

〔见杨占兰．健脾养心法治疗冠心病65例．中医药学刊，2004，22（5）：947〕

【按语】

冠心病其病位虽然在心，但与脾关系极为密切。明·罗东逸《古今名医方论》卷一"归脾汤"篇中曰："夫心藏神，其用为思；脾藏智，其出为意。是神智思意，火土合德者也。心以经营之久而伤，脾以意虑之郁而伤，则母病必传诸子，子又能令母虚。"生理上，心在五行中属火，脾属土，心脾为母子相生关系，脾的运化有赖于心阳的温煦，心主血脉则赖于脾的滋生充养，脾胃之水谷精气上充于心肺以助血行。此外，"脾足太阴之脉……其支者，复从胃，别上膈，注心中"，说明心与脾在经脉循行上亦是相衔接的，其生理上的重要关系，决定了心脾在病理上亦是相互影响。

本方为严用和据《内经》"二阳之病发于心脾"之理论而

创制，心藏神而主血，脾主思而统血。思虑过度，劳伤心脾，则脾失健运，心血不足，发为心悸怔忡、食少体倦等症。本方以补养心脾为主，脾气健则气血生化之源充足，从而心血旺盛，则惊悸失眠诸症自愈。方中黄芪、人参、白术、甘草之甘温补脾益气，枣仁、远志、茯神宁心安神，当归、龙眼肉补血养心，木香行气疏脾而使补气血之药补而不滞，诸药配合，共奏益气补血、健脾养心之功效。

归脾汤不仅可用于心脾两虚、气血不足之冠心病、心律失常等，其他凡证属心脾气血不足之心脏病或神经衰弱、贫血、月经病、血小板减少性紫癜等疾病，均可用本方加减治疗。归脾汤在现代临床中应用很广，治疗上述疾病或其他疾病均可见报道。

3. 小柴胡汤

【方源】

东汉·张仲景《伤寒论》

【药物组成】

柴胡 12g 黄芩 9g 人参 6g 半夏 9g 炙甘草 5g 生姜 9g 大枣 4 枚

水煎服，每日 1 剂，分早晚服用。

【功效】

和解少阳。主治伤寒少阳证，妇人伤寒，热入血室，以及疟疾、黄疸与内伤杂病而见少阳证者。

【验案】

于某，女性，42 岁，初诊日期不详。

主诉：心悸、心前区憋闷隐痛伴头晕、口干 2 年余。

病史：患者患冠心病、期前收缩、心房纤颤反复发作 2 年多，先用西药治之不效，继用中药活血之剂、瓜蒌薤白汤加减方治疗无效。现症见心前区憋闷隐痛，头晕，口干，舌苔薄白脉弦滑而结代。

检查：心电图示期前收缩，心房纤颤。

诊断：中医诊断：胸痹，心悸（肝胆郁热，上扰心神）。

西医诊断：冠心病，心房纤颤，早搏。

治则：和解少阳，清热安神。

方药：小柴胡汤加瓜蒌。处方：柴胡 10g，半夏 10g，黄芩 10g，党参 10g，炙甘草 10g，生姜 5 片，大枣 5 枚，瓜蒌 15g。共 5 剂，每日 1 剂，水煎服，分两次温服。

二诊：服药 5 剂后，诸症俱减。后某医院建议其用逍遥散加味服之，5 剂后，诸症又剧，再予原小柴胡汤加味，后果愈。

〔见《古今名医临证金鉴·心悸怔忡卷》第 273～274 页，中国中医药出版社，1999〕

【按语】

小柴胡汤出自《伤寒论》第 96 条："伤寒五六日中风，往来寒热，胸胁苦满、嘿嘿不欲饮食、心烦喜呕，或胸中烦而不呕，或渴，或腹中痛，或胁下痞硬，或心下悸、小便不利，或不渴、身有微热，或咳者，小柴胡汤主之"。由此原文即可看出小柴胡汤可治疗腹痛、心悸、小便不利、发热、咳嗽等证，凡见往来寒热、胸胁苦满、嘿嘿不欲饮食、心烦喜呕等症均可用选用小柴胡汤。而《伤寒论》第101条云："伤寒中风，有柴胡证，但见一证便是，不必悉具"，这一条也明确指出小柴胡汤证的适应证只具一证便可辨证使用。

本案为山西省名中医朱进忠的临床验案，朱老认为胸痹、心悸并非仅发于心，五脏六腑皆可导致，如本案患者出现心前区憋闷隐痛、头晕、口干等症，脉见弦滑结代，且曾用活血之剂及瓜蒌薤白汤方加减治疗无效，弦脉属肝，滑脉有痰，证属肝胆郁热，上扰心神而致心律失常，其病位主要在少阳胆与心，因此原方加用瓜蒌宽胸化痰，5剂后即见明显疗效。后改用逍遥散诸症加剧，逍遥散虽也有疏肝解郁的功效，但其偏重于肝郁脾虚之肝脾不和之证，可以疏肝养血健脾；小柴胡汤则和解少阳、清解郁热之力较强。

4. 温胆汤

【方源】

宋·陈无择《三因极一病证方论》

【药物组成】

半夏6g　竹茹6g　枳实6g　陈皮9g　炙甘草3g　茯苓5g

水煎服，每日1剂，分早晚服用。

【功效】

理气化痰，清胆和胃。主治冠心病，证属痰热上扰者。

【验案】

李某，女性，43 岁，初诊日期 1977 年 10 月 2 日。

主诉：心前区阵发性刺痛 1 年余，加重半月，伴心慌、胸闷、气短。

病史：患者时有心前区阵发性刺痛年余，伴心慌、胸闷、气短，近月来因情志不舒致心痛加重，发作频繁，且头痛眩晕、口苦咽干，欲呕，大便干，溲黄，形体肥胖，下肢轻度水肿，舌体胖大，舌质尖红，边有齿痕，苔白腻略黄，脉沉弦结代，寸口较大，两尺较弱。

检查：血压：20/13.3kPa，心电图示频发性室性早搏。

诊断：中医诊断：胸痹，心悸（心脾不足，心血瘀阻，肝郁气滞，痰热扰心）。

西医诊断：冠心病，心律失常。

治则：疏肝清热，和胃化痰。

方药：温胆汤化裁。处方：陈皮 10g，竹茹 9g，枳实 10g，清半夏 9g，丹皮 12g，杜仲 30g，柴胡 10g，黄芩 10g，炙甘草 20g。共 7 剂，水煎服，早晚各服 1 次。

二诊：服药 7 剂后，头痛眩晕、口苦咽干诸症悉除，心慌、胸闷、气短亦明显好转，大便转溏，但下肢水肿未消，脉仍弦细间有结代，血压 17.29/9.31kPa。此乃肝气得疏，余热已清，标证即除，当固其本，转以益气宁心为主，兼以健脾、淡渗利湿。处方：党参 10g，麦门冬 15g，五味子 9g，酸枣仁 30g，远志 10g，石菖蒲 10g，白术 10g，茯苓 30g，泽泻 10g，车前子 10g，炙甘草 30g，核桃 5 个。共 7 剂，水煎服，早晚两次服用。

三诊：7 剂药后，自述精神好转，水肿消失，心慌、气短明显减轻，唯心前区仍感刺痛，舌体微胖。宗上方，去车前子、泽泻，加降香、郁金各 10g。

四诊：14 剂后，诸症皆除，心电图复查已正常，脉仍弦细，舌质微红，苔白。投以自拟方益气养心汤 10 剂善其后，拟方：党参 12g，麦门冬 13g，五味子 9g，茯苓 30g，白术 10g，炒酸枣仁 15g，桂枝 5g，生地黄 9g，生龙骨 12g，炙甘草 20g，核桃 6 个（服药后生吃）。半年后随访已恢复正常工作。

〔见《古今名医临证金鉴·胸痹心痛卷》第 218 ~ 220 页，中国中医药出版社，1999〕

【按语】

本案为河南名医乔保钧的临床验案，乔氏临证治疗冠心病，强调应根据病情，因人因时，灵活组方用药。无论何种原因导致的冠心病心绞痛，其发病均需经历一个漫长的病理演变过程，即由量变到质变的过程，故乔氏认为：对冠心病的治疗，只能从长计议，不可急求其功；在用药上，只能轻剂缓图，在扶正固本的前提下，着眼于调理脏腑机能，使气血阴阳逐渐趋于平衡。如本案患者属肝郁化热，脾虚湿盛，心脉痹阻，故治疗上先用温胆汤化裁，疏肝清热、和胃化痰治其本，终以益气养心汤善后巩固。如是把握不同时期的不同病情，针对不同阶段的主要矛盾，区分标本缓急，用药有的放矢，故取得良效。

5. 参苓白术散

【方源】

宋·陈师文《太平惠民和剂局方》

【药物组成】

莲子肉 500g　薏苡仁 500g　砂仁 500g　桔梗（炒）500g
白扁豆（炒）750g　白茯苓 1000g　人参 1000g　甘草（炒）
1000g　白术 1000g　山药 1000g

上药为细末，每服 6g，枣汤调下，小儿量岁数加减。（现
代用法：药物用量按原方比例酌情增减，作汤剂煎服，每日 1
剂，分两次温服。）

【功效】

益气健脾，渗湿止泻。主治冠心病心绞痛，或合并腹泻
等，证属脾虚湿蕴者。

【验案】

马某，女性，53 岁，初诊日期不详。

主诉：冠心病心绞痛 2 年，加重 2 日。

病史：患有冠心病心绞痛 2 年，近两日加重。患者有慢性
腹泻 5 年余，曾服用活血化瘀、宽胸理气类中药及活心丹等，
疗效不显。现症见：心前区憋闷疼痛，日发 2～3 次，每次持
续 3～4 分钟，伴脘腹胀满，呕恶纳呆，大便泄泻，神疲乏力，

气短懒言，舌淡暗，苔白腻，脉濡缓。

检查：心电图在心绞痛发作时有心肌缺血表现。

诊断：中医诊断：胸痹（脾虚湿蕴，清阳不升）。

西医诊断：冠心病。

治则：益气健脾，化湿升阳。

方药：参苓白术散加减。处方：党参 12g，黄芪 15g，茯苓 12g，白术 12g，扁豆 12g，砂仁 6g，厚朴 6g，炒葛根 12g，陈皮 10g，甘松 10g。共 10 剂，水煎服，早晚服用各 1 次。10 剂药后，纳增泻减，胸闷胸痛亦明显减轻。上方加桂枝 10g，给服 30 余剂，心绞痛停止发作。

〔见《古今名医临证金鉴·胸痹心痛卷》第 246～247 页，中国中医药出版社，1999〕

【按语】

本案为原河北中医学院教授田乃庚的临床验案。冠心病不仅与心之气血阴阳相关，而且与五脏气血阴阳均密切相关，足太阴脾之经脉，属脾络胃，"其支者，复从胃，别上膈，注心中"。脾病则气血生化乏源，无以奉心化赤，心失荣养；或脾失健运，湿浊中生，循经上逆胸中，痹阻胸阳，均可导致胸闷心痛。若脾虚气弱者，治宜益气健脾，补血荣心，方用归脾汤、补中益气汤加减；中虚气寒者方用人参汤、保元汤化裁；脾虚中阳失运，湿浊滋生，上逆胸中者，用苓桂术甘汤、理中汤加减；久泻脾虚，水谷下流，清阳虚陷者，可用参苓白术散加入升举清阳之品。如本案患者，因有慢性腹泻病史 5 年，脾虚失运，气血不足，心阴失养；清阳不升，湿浊内生，痹阻心阳，而致心胸闷痛。故治以参苓白术散加入升举阳气之葛根及

下篇 百家验方

治疗冠心病有效药物甘松，而获得良效。

6. 龙胆泻肝汤

【方源】

清·汪昂《医方集解》

【药物组成】

龙胆草 6g 黄芩（炒）9g 栀子（酒炒）9g 泽泻 12g
木通 9g 车前子 9g 当归 9g 生地黄 9g 柴胡 6g 生甘
草 6g

水煎服，每日 1 剂，分早晚服用。

【功效】

泻肝胆实火，清下焦湿热。主治冠心病心绞痛等，证属湿
热瘀滞者。

【验案】

吕某，女性，52 岁，初诊日期 1985 年 4 月 14 日。

主诉：冠心病心绞痛 3 个月。

病史：患者患冠心病心绞痛 3 个月，在当地医院检查心电
图示冠状动脉供血不足，曾服用硝苯地平、双嘧达莫及活血化
瘀中药，疗效不显。刻诊见：胸痛阵作，胸中憋闷，日发 3 ~
5 次，每次持续 3 ~ 5 分钟，伴心烦易怒，多梦易醒，口苦目
眩，带下黄稠秽臭，少腹压痛，大便秘结，小便黄赤。舌红苔

黄腻，脉弦滑数。

检查：心电图提示冠状供血不足。

诊断：中医诊断：胸痹（肝经湿热，瘀滞心脉）。

西医诊断：冠心病。

治则：泻肝清热，利湿化瘀。

方药：龙胆泻肝汤加减。处方：龙胆草12g，焦山栀10g，炒黄芩10g，柴胡12g，车前子9g，生地10g，泽泻10g，木通6g，当归6g，丹参20g，甘草6g。共5剂，水煎服，早晚温服。服药5剂后，带下减少，胸痛明显减轻，大便通，夜寐安，继服5剂，胸痛消失。

〔见《古今名医临证金鉴·胸痹心痛卷》第247～248页，中国中医药出版社，1999〕

【按语】

本案为原河北中医学院教授田乃庚的临床验案。心主血脉，肝主藏血，条达气机，明代薛己的《薛氏医案》"心脏病"篇中云："肝气通则心气和，肝气滞则心气乏"，强调肝气失调可致心病。如肝气郁结，气机失畅，气滞血凝，心脉亦阻，可致胸憋心痛，治宜疏肝解郁，行气活血，用柴胡疏肝散合丹参饮加减常收捷效；若气郁化火，湿热蕴结，亦可扰动心神，瘀滞心脉，治宜清肝泻火，解郁安神，可用丹栀逍遥散、龙胆泻肝汤加减；若郁热伤阴，肝血暗耗，心血亦失濡养，治宜补肝养血，清热安神，可用酸枣仁汤合补肝汤加减。如本案患者临证表现虽以胸中憋闷、胸痛阵作为主，心电图检查也提示冠状动脉供血不足存在，但观其伴随症状如心烦易怒、口苦目眩、带下黄稠秽臭、大便秘结、小便黄赤及脉弦滑数等，均为肝经湿热之症，故本案之冠心病心绞痛，究其病源当为肝经湿热扰心，故治以龙胆泻肝汤泻肝经湿热而获效。

7. 人参芍药汤

【方源】

元·李东垣《脾胃论》

【药物组成】

党参 10g　黄芪 30～40g　五味子 10～15g　炙甘草 10g
当归 20～25g　麦门冬 25g　白芍 20g

水煎服，每日 1 剂，分早晚服用。

【功效】

健脾养胃，益气养阴。主治冠心病、心律失常等。

【验案】

王某，男性，66 岁，初诊日期不详。

主诉：患者经常头晕，胸闷气短，阵发性心前区隐痛 2 年。

病史：患者经常头晕、胸闷气短，心前区疼痛时有 2 年余，3 天前因劳累头晕、胸闷气短加重，频发心前区疼痛，神疲乏力、口渴欲饮、手足心热，舌质红紫，苔少而干，脉弦细。

检查：血压：18.7/11.31kPa。心率 72 次/分，节律不齐，早搏 4 次/分，心尖区可闻及 Ⅱ 级收缩期杂音。双肺呼吸音正常，未闻及干湿啰音。心电图示：S－T 段下移，心肌供血不足。血糖 6.3mmol/L，胆固醇 6.89mmol/L，甘油三酯 1.28mmol/L。

诊断：中医诊断：胸痹，心悸（气阴两虚，脾胃不足）。

西医诊断：冠心病心绞痛，心律失常。

治则：益气养阴，健脾养胃。

方药：人参芍药汤加减。处方：黄芪 30g，五味子 10g，甘草 10g，白芍 20g，当归 20g，麦冬 25g，党参 30g，丹参 15g，玄胡索 25g，川芎 l5g，葛根 40g，龙牡各 25g。共 7 剂，水煎服，每日 1 剂，分两次服。服药后，心前区疼痛、胸闷气短均明显减轻，乏力口渴好转，唯手足心热无显著变化，脉律整，舌质红紫，苔薄白而干。心电图 S－T 段恢复正常，前方改丹皮 25g，加生地 20g，增其滋阴清热之力。继续服药 14 剂，诸症消失，心电图恢复正常。复查血糖 5.0mmol/L，胆固醇 6.08mmol/L，甘油三酯 1.19mmol/L。

〔赵秀琴. 健脾养胃法治疗冠心病 108 例疗效观察. 黑龙江中医药，2000，（6）：12～13〕

【按语】

《灵枢·经脉篇》曰："脾足太阴之脉……其支者，复从胃，别上膈，注心中。"《素问·经脉别论》有"食气入胃，散精于肝，淫气于筋；食气入胃，浊气归心，淫精于脉"之说。《脾胃论》又云："九窍者，五脏之主，五脏皆得胃气乃能通利"，说明心与脾胃无论是在经络上，还是在生理功能上都息息相关互相联系，脾胃为仓廪之官，胃主受纳、腐熟水谷，脾主运化、输布水谷精微、升清降浊，为气血生化之源。但脾胃的功能有赖于心的主宰，脾胃虚弱又可影响"心主血脉"，气阴不足、心脉失养可出现倦怠乏力、气短憋闷不舒及无常之脉，甚则心前区疼痛。人参芍药汤选自李东垣的《脾胃论》，方中参、芪益气，归、芍养血，麦冬、五味子、甘草滋养胃阴，诸药合用，共奏补中益气、养胃生津之功效，使心脉得以濡养，从而使胸痹诸症自愈。目前治疗冠心病的方法很多，多数人认为是本虚标实之证，一些人着眼于治标而从痰、瘀论治，一些人运用脏腑相关理论研究推理，从心、肾、肝、肺治疗。在临床上冠心病患者脾胃虚弱见症颇多，赵秀琴等从健脾养胃入手，固其后天之本，以人参芍药汤加减治疗冠心病患者108例，取得了令人满意的疗效，说明冠心病从脾胃治疗是一个很重要的途径。

8. 六味地黄丸

【方源】

宋·钱乙《小儿药证直诀》

【药物组成】

熟地黄24g　山茱萸12g　山药12g　泽泻9g　茯苓9g
丹皮9g

炼蜜和丸，每丸约重15g，成年人每服1丸，日3次，空腹时服，开水送下，或水煎服，每日1剂，早晚两次温服。

【功效】

滋补肝肾。主治慢性肾炎，高血压，糖尿病，神经衰弱等证属肝肾阴虚者。

【验案】

刘某，女性，50岁，初诊日期1995年1月21日。

主诉：胸闷、心前区疼痛3年，加重2年。

病史：患冠心病3年，情绪波动或劳累后心前区胀闷不适，时有心悸。近2年左背部酸沉疼痛，心前区不适时疼痛加重，每日发作1~2次，含服速效救心丸5~10粒可缓解，伴便溏脘胀，腰酸痛，手足心热，舌尖有瘀斑，苔白略腻，脉沉细。

检查：不详。

诊断：中医诊断：胸痹（阴虚火旺）。

　　　西医诊断：冠心病。

治则：滋补肝肾，滋阴清热。

方药：六味地黄丸加味。处方：生地黄18g，茯苓18g，泽泻12g，丹皮12g，山药15g，山茱萸6g，知母15g，生甘草6g，地骨皮12g，丹参12g，赤芍12g，佛手9g，陈皮9g。服上方2剂，胸前区胀闷及背痛未再发作，患者自行停药。2个月后在北京探亲期间病情复发，返家后仍以原方治疗，自觉症状消失，嘱其服六味地黄丸成药及复方丹参片以巩固疗效，随访5年，病情稳定。

〔王常普．中医药治疗冠心病之浅见．河南中医药学刊，2002，17（1）：60~61〕

下篇　百家验方

【按语】

六味地黄丸原为治疗小儿肝肾阴虚不足之证，肾为先天之本，为阴阳（水火）并存之脏，肾阴虚则阳易亢，即所谓"阴亏火旺"之证。本方立法，以肾、肝、脾三阴并补而重在补肾阴为主。方中熟地黄滋肾阴、益精髓为君药，山茱萸酸温滋肾益肝，山药滋肾补脾，共成三阴并补以收补肾治本之功，亦即王冰所谓"壮水之主以制阳光"之义。本方配伍的另一特点是"补中有泻"，即泽泻配熟地黄而泻肾降浊；丹皮配山茱萸以泻肝火；茯苓配山药而渗脾湿；此即所谓"三泻"。六味地黄丸在临床上用之甚广，凡具肝肾阴亏或阴虚火旺证候者，均可以本方加减治疗。本案患者，因阴虚火旺，血液黏稠，运行失畅，心脉失养，故胸闷、背痛、心悸。单纯活血化瘀或温通心阳则药不中病，难以奏效，药用六味地黄丸加知母、地骨皮养阴清热治其本；丹参、赤芍、佛手、陈皮理气活血化瘀，以改善血液循环，使心脉得以濡养则症状得以改善。

9. 三仁汤

【方源】

清·吴瑭《温病条辨》

【药物组成】

杏仁15g 飞滑石18g 白通草6g 白蔻仁6g 竹叶6g

厚朴 6g　生薏苡仁 18g　半夏 10g

水煎服，每日 1 剂，分早晚服用。

【功效】

宣畅气机，清利湿热。主治冠心病，证属湿温初起者。

【验案】

孟某，男性，65 岁，初诊日期 1993 年 7 月 16 日。

主诉：胸闷 7 个月，加剧 2 个月。

病史：患者胸闷 7 个月，阵发性加剧 2 个月。多于情绪波动或劳累后加重，伴身重倦怠，嗳气，腹胀，不欲食，咳嗽，痰不多。在北京某医院诊断为"冠心病"。曾服"瓜蒌薤白半夏汤"加理气活血之品，以及"冠心苏合香丸"、"复方丹参片"、"消心痛"等药，疗效不佳。刻诊见唇舌暗，有瘀斑，苔腻微黄，脉弦细。

检查：心率 60 次/分，律齐，各瓣膜听诊区未闻及病理性杂音，双肺呼吸音清晰，肝脾未触及，血压、体温、肝功能正常。

诊断：中医诊断：胸痹（湿热内蕴，湿重热轻，气机失畅，瘀血痹阻）。

西医诊断：冠心病。

治则：渗利湿热，理气活血。

方药：三仁汤加减。处方：杏仁 9g，白蔻仁 9g，生薏仁 30g，滑石 18g，通草 9g，制半夏 6g，佛手 12g，柴胡 9g，赤芍 9g，丹参 12g，川贝母 4g，瓜蒌 15g。共 10 剂，每日 1 剂，水煎服，分两次温服。服药 10 剂后，症状消除。续服 5 剂，巩固疗效。

下篇　百家验方

〔王常普．中医药治疗冠心病之浅见．河南中医药学刊，2002，17（1）：60～61〕

【按语】

三仁汤是治疗湿温初起，邪在气分，湿重于热的常用方剂。湿温证的发病，每与脾虚停湿有关，故湿温初起，即见脾胃气滞之证。方中杏仁宣利上焦肺气，盖肺主一身之气，气化则湿亦化；白蔻仁芳香化湿，行气宽中；薏苡仁甘淡性寒，渗利湿热而健脾；加入滑石、通草、竹叶甘寒淡渗，增强利湿清热之功；以半夏、厚朴行气化湿，散结除痞。诸药相合，三仁相伍，宣上畅中渗下，使气畅湿行，脾气健旺，三焦通畅，则诸症自除。本案患者胸闷不舒、身重倦怠、苔腻微黄、脉弦细，为湿热内蕴所致。湿阻气机，瘀血内生，则唇舌暗而有瘀斑。故以三仁汤利湿清热，宜通三焦，加佛手、柴胡调畅气机；川贝母、瓜蒌宽胸理气；赤芍、丹参活血化瘀以通心脉。药中病机，故而奏效。

10. 甘麦大枣汤

【方源】

东汉·张仲景《金匮要略》

【药物组成】

甘草9g 小麦15g 大枣7枚

水煎服，每日 1 剂，分早晚服用。

【功效】

养心安神，和中缓急。主治冠心病、心律失常等，证属心虚肝郁者。

【验案】

沈某，女性，50 岁，初诊日期不详。

主诉：心痛 1 月余。

病史：患者有高血压史 7 年，血压常为 18.7～21.63/12.5～13.3kPa，头晕目眩，心悸不寐时有，反复早搏，1 月多来心痛隐隐，胸脘痞闷，纳食胃脘不适，似胀似嘈，嗳气，欠伸，情志抑郁，烦躁不宁。舌红，苔薄黄，脉细弦滑，伴结代。

检查：心电图示频发房早，钡餐透视未见异常。

诊断：中医诊断：胸痹，心悸（心脾两伤，肝郁化火）。

西医诊断：冠心病，早搏。

治则：养心缓肝，和胃解郁。

方药：甘麦大枣汤加味。处方：炙甘草 20g，淮小麦 30g，红枣 10 枚（煎后食枣肉），芍药 15g，酸枣仁 10g，生地黄 15g，生牡蛎 30g，合欢花 10g，忘忧草 15g。共 5 剂，每日 1 剂，水煎服。药后入睡，心胃症状减轻，早搏减少。前方既已取效，续取 10 剂。药后血压 17.3/11.5kPa，症状若失，脉象细弦，律齐。继以原方守治半月而愈。

〔见《古今名医临证金鉴·胸痹心痛卷》第 267 页，中国中医药出版社，1999〕

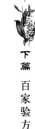

【按语】

肝气郁滞，气郁化火，上冲心胸而发厥心痛，伴见心烦而痛，胸脘胁肋攻窜撑痛，善感易怒，气短，多汗，干呕吞酸等症。治疗上可以甘麦大枣汤加味疏肝解郁、养心和胃，如本案患者症见情志抑郁，烦躁不宁等肝气不疏诸症，及肝气犯胃所致胃脘不适、似胀似嘈、嗳气等症，脉见细弦，故治以甘麦大枣汤疏肝养胃，加芍药、酸枣仁、合欢花、忘忧草疏肝养心，加生地黄滋阴养营，生牡蛎镇心安神，全方配合，养心缓肝、和胃解郁而缓其心痛、早搏。

11. 一贯煎

【方源】

清·魏柳州《柳州医话》

【药物组成】

北沙参10g　麦冬10g　当归身10g　生地黄30g　枸杞子12g　川楝子5g

水煎服，每日1剂，分早晚服用。

【功效】

滋阴疏肝，活血通脉。主治冠心病等。

【验案】

王某，女性，66岁，初诊日期1989年10月30日。

主诉：发作性胸闷胸痛 3 年。

病史：患者时发胸闷胸痛 3 年，病情一直稳定。4 天前因家务事心情不快，劳动时突然发病，心悸胸憋，胸背彻痛，持续 3~5 分钟自行缓解，病作伴手足发凉，神疲乏力。刻诊见头胀头晕，耳鸣烘热，心烦急躁，口舌生疮月余，口干纳少嘈杂，舌红苔薄白，脉弦细数。

检查：血压为 18.6/9.3kPa，心电图运动实验 ST－T 改变阳性。

诊断：中医诊断：胸痹（心肝阴虚，虚火扰心）。

西医诊断：冠心病心绞痛。

治则：养阴柔肝，清心宁神。

方药：一贯煎加味。处方：沙参 15g，麦冬 10g，枸杞 10g，赤白芍各 10g，生地 12g，川楝子 10g，郁金 12g，丹参 15g，炒柏子仁 15g，钩藤（后下）12g，玫瑰花 10g，谷麦芽各 12g。共 5 剂，水煎服，早晚各 1 次。服药 5 剂后，胸闷好转，胸背痛发作减少，头晕头胀、耳鸣心烦减轻，唯心悸乏力明显，舌质暗红，苔黄腻，脉细弦小弱。上方去生地、沙参，加太子参 10g、五味子 6g、竹茹 10g，继服 5 剂，心悸气短好转，舌淡红苔薄黄，脉稍有神。守方治疗月余，胸背痛消失，诸证改善，心电图大致正常，临床基本痊愈。

〔见《古今名医临证金鉴·胸痹心痛卷》第 288~289 页，中国中医药出版社，1999〕

【按语】

一贯煎治疗冠心病心绞痛，当属心痛病脏腑病机分类中的肝心痛范畴。肝心痛首见于《灵枢·厥病》篇，曰："厥心痛，色苍苍如死状，终日不得太息，肝心痛也"，指因肝胆功能失调影响于心所致的心痛，临床以心胸发作性疼痛，伴胸胁胀满，随情绪波动诱发和加重为特征，包括现代医学多种心绞痛综合征。肝胆疏泄失常，气血失调，心脉不畅，是肝心痛的病机关键；血瘀痰阻是肝心痛的主要病理环节，气血阴阳损伤是肝心痛久病不愈的结果，正虚邪恋、本虚标实是本病迁延不愈之关键所在。本案患者由于心肝阴虚、虚火扰心而致心痛，故以一贯煎养阴柔肝，加郁金疏肝解郁，赤白芍养血柔肝，丹参、玫瑰花疏肝活血，钩藤平肝降火，再加谷麦芽健脾。全方用药总以疏肝柔肝养阴为重点，而达清心宁神止痛之效。

12. 调和肝脾汤

【方源】

调和肝脾汤治疗心律失常 38 例临床观察〔罗爱珍．临床荟萃，1995，10（22）：1049〕

【药物组成】

柴胡 6～10g　当归 10～15g　白芍 10～20g　生地黄 10～20g　炙甘草 6～10g　党参 10～15g　丹参 10～30g　麦门冬 10～15g　苦参 10～30g　菖蒲 6～10g　香附 10～15g　云苓 10g

水煎服，每日 1 剂，分早晚服用。

【功效】

调和肝脾，益气养心。主治冠心病，早搏，房颤，病毒性心肌炎等。

【验案】

龚某，男性，68 岁，初诊日期不详。

主诉：心慌、胸闷、心痛 6 年余，晨起加剧，伴神疲乏力、头晕欲倒、烦躁易怒数日。

病史：患者有冠心病史，6 年来常有心慌，头晕，胸闷或胸痛，气短。近日晨起心慌加剧，胸闷气短，乏力，头晕欲倒，步履蹒跚，烦躁易怒。舌质暗红，苔薄腻，脉结代。

检查：血压 18.7/10.7kPa，心率 90 次/分，律不齐，主动脉瓣区可闻及 I 级吹风样收缩期杂音。查眼底，双眼底动脉硬化 I 级。心电图检查：心房纤颤、左室肥厚劳损。

诊断：中医诊断：胸痹，心悸（心脾气血亏虚，夹有肝郁）。

　　　西医诊断：冠心病，心房纤颤。

治则：调和肝脾，益气养血。

方药：调和肝脾汤。重用苦参 30g，加赤芍 15g，生龙骨 25g，生牡蛎 25g。共 6 剂，每日 1 剂，水煎服，分两次温服。

二诊：服药 6 剂后，症状好转，心悸未已。继用上方 1 周，一般情况改善，自觉症状基本消失。心电图复查：房颤消失，随访 1 年无发作。

〔见《临床荟萃》，1995，10（22）：1049〕

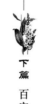

【按语】

冠心病合并心律失常是心脏的气血逆乱、阴阳偏胜所致的病理变化。虽然病位在心，但与肝脾等脏器有关。临床多见气血阴阳亏虚，但夹瘀血、痰饮，肝郁者亦不少见。肝为刚脏，血为本，气为用，调节血量，调节情志。肝郁脾壅又可导致气血生化乏源，情怀不畅致气机升降失常，元气被戕，思虑伤脾无以化精微，气血化生乏源，营卫、宗气无由生成乃致宗气不足。中医学早在 2000 年前就认为内伤七情"喜、怒、悲、思、忧、恐、惊"与疾病有着内在的联系，内伤七情能引起体内气血运行失常、阴阳平衡失调、脏腑功能紊乱，日积月累，气血凝滞，瘀血互阻。故在临床治疗中既要认识到心主血脉，心气耗伤，鼓动乏力，运行失常，则心律可因之不整；也应该看到肝郁脾壅也可导致气血逆乱，阴阳的偏胜，根据中医"气为血帅，气行则血行"的理论，益气健脾、行气开郁、活血化瘀之法为基础，临床上用调和肝脾汤为主，并根据辨证使用现代中医药研究、实践证明具有抗心律失常作用的苦参、菖蒲、麦门冬、五味子等。通过临床对冠心病合并心律失常患者的治疗，取得了较满意的疗效。

13. 冠心缓痛汤

【方源】

冠心缓痛汤治疗冠心病心绞痛 48 例临床分析〔王桥灵. 新医学导刊，2008，7（4）：137〕

【药物组成】

赤芍 10g　川芎 10g　延胡索 10g　红花 10g　山楂 10g
降香 5g　丹参 30g

水煎服，每日 1 剂，分早晚服用。

【功效】

活血化瘀。主治冠心病，心律失常等。

【验案】

张某，男性，58 岁，初诊日期 2003 年 11 月 3 日。

主诉：反复发作胸骨后及左前胸压榨感或闷痛半年余，加
重 1 周余。

病史：反复发作胸骨后及左前胸压榨感或闷痛，曾经心血
管科检查诊断为冠心病稳定型心绞痛。近 1 周来，因工作繁
忙，每于劳累时疼痛发作，痛引左侧肩臂及上肢，伴心悸、胁
胀、心烦易怒、头胀作痛。有高血压病史。舌质紫暗，舌下静
脉怒张，苔薄，脉弦涩。

检查：体型肥胖，心率 88 次/分，律齐，各瓣膜区未闻及
病理性杂音，$A_2 > P_2$，两肺（－）。血压 24/14kPa。心电图：
左室高电压，ST－T 呈缺血性改变。

诊断：中医诊断：胸痹（血瘀气滞，心脉瘀阻，肝阳上
　　　亢）。

　　　西医诊断：冠心病。

治则：活血化瘀，疏肝理气，佐以平肝潜阳。

方药：冠心缓痛汤加五灵脂、制香附各 10g，生石决明、
龙齿各 30g，牛膝、钩藤、炒枣仁各 15g，黄芩 12g。每日 1

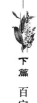

剂，水煎服，分两次温服。

服药 3 剂后，诸症显减。7 剂后，胸痛、胁胀、心悸消失，头胀痛减轻，仍以上方随症加减。服药 1 月后诸症消失，复查心电图基本恢复正常，血压降至 20/12kPa，遂予杞菊地黄丸巩固疗效。

〔见《新医学导刊》，2008，7（4）：137〕

【按语】

冠心病病因病机之总纲为阳微阴弦，即本虚标实。本虚是该病的病理基础，常以五脏气血阴阳为纲；标实的基本病邪有五，即气滞、痰浊、寒凝、热结、血瘀。血瘀是导致心脉痹阻的直接原因，气滞、痰浊、寒凝、热结均可导致血瘀，故本方以活血化瘀为基本治则。临床应用时，可以本方为基础方，再结合辨证随症加减，往往疗效满意。

王桥灵以本方随证加减治疗冠心病或兼心律失常患者 48 例，结果显效 25 例，改善 19 例，无效 4 例。一般服药 3~7 天症状缓解或消失，总有效率 91.6%；伴有心电图改变的 44 例中，显效 15 例，改善 16 例，总有效率 70.5%（多为缺血性改变伴有轻度或不伴有心律失常），无效 4 例（多为缺血性改变伴有较严重心律失常，如频发性、多源性或联律性室早、房颤、房室或束支传导阻滞）。从治疗结果分析，本方对发病时间较短，症状较轻，心电图改变较轻或心电图改变的稳定型心绞痛疗效较好，能很快改善或消除临床症状，有效率达 100%，且对改善心电图也有一定疗效。本方对于发病时间长，发作频繁，病情较重，心电图缺血性改变较重且伴有严重心律失常的卧位型心绞痛和不稳定型心绞痛的症状和心电图改善均无疗效。

14. 补肾养心汤

【方源】

滋阴益气补肾法辨证治疗冠心病心绞痛 48 例〔尹新中，等．辽宁中医杂志，2008，28（8）：477〕

【药物组成】

太子参 30g　麦冬 15g　川芎 10g　杜仲 15g　枸杞子 10g　玉竹 15g　炒枣仁 10g

水煎服，每日 1 剂，分早晚服用。气虚血滞加党参、红花；阴虚阳亢加天麻、钩藤；血虚痰郁加陈皮、竹茹。

【功效】

滋阴益气，补肾养心。主治冠心病心绞痛等。

【疗效评定】

尹新中等以补肾养心汤随证加减治疗冠心病心绞痛 48 例，且患者兼有高血压、糖尿病、脑梗死、心律失常等，治疗 2 个月以后，症状改善总有效率为 85.4%（41/48），心电图总有效率 54.2%（26/48）。

〔见《辽宁中医杂志》，2008，28（8）：477〕

【按语】

冠心病心绞痛主要病机为心脉瘀阻，病理变化为本虚标实，其血瘀仅为冠心病之标，其本虚为气虚、阳虚、阴虚、血虚。气为血帅，气行则血行，临床如不注意气虚这个根本的病机，而只是攻伐瘀血则病情往往易于反复。而冠心病心绞痛患者气阴两虚甚为多见，中老年患者居多。肾为先天之本，内舍元阴元阳，心气归于肾阳，心阴需肾阴的滋养。因此以滋阴益气、补肾养心之法治疗能收良效。本方以太子参益气滋阴；玉竹、麦冬滋阴润燥；杜仲、枸杞补肾强筋骨；川芎活血通脉；炒枣仁宁心安神。全方共奏滋阴益气、补肾养心之效。

现代药理研究证实，人参强心固脱，对内分泌起调节作用。人参皂甙能兴奋下视丘或垂体，使血浆中促肾上腺皮质激素和皮质酮含量增加，抗疲劳作用可能与其显著降低耗氧量有关。玉竹有强心作用，对垂体后叶素所致急性心肌缺血有一定的保护作用，对动脉粥样硬化斑块的形成（肉眼观察）有一定的缓解作用。川芎具有扩大冠脉、增加冠脉流量、降低心肌耗氧等作用，同时有抗血小板聚集、抗血栓及降血脂、抗动脉硬化作用。本方组方合理，临床用于冠心病心绞痛对于消除症状、改善心电图均有较好疗效。本方药性平和，滋阴而不腻，补气而不燥，更注意补肾气，肾为先天之本，元阴元阳之根，因此多收事半功倍之效。

15. 疏肝逐瘀汤

【方源】

疏肝逐瘀法治疗肝郁痰瘀型冠心病心绞痛64例〔白虎明，

等．陕西中医，2009，30（2）：146～147〕

【药物组成】

香附15g 川芎15g 柴胡15g 人参15g 郁金15g 五灵脂15g 红花15g 当归15g 蒲黄10g 丹参20g

加减：胸胁痛甚，加延胡索、赤芍各15g，桃仁10g；胸闷、气短，活动加重者，加全瓜蒌25g，薤白15g，半夏9g；咽部不适，脘腹胀满，加姜半夏、陈皮各12g，厚朴、神曲各15g；烦躁、不寐、多梦者，加栀子8g，炒酸枣仁、茯神各20g，淡豆豉10g。

水煎服，每日1剂，分早晚服用。

【功效】

疏肝解郁，逐瘀活血。治疗冠心病心绞痛等。

【验案】

王某，女性，58岁，初诊日期2007年2月21日。

主诉：阵发胸闷、胸痛3月，加重5天。

病史：患者平时性格内向，少言，3月前常感胸闷、胸痛，经查心电图，西医诊断为冠心病心绞痛，服速效救心丸、硝酸异山梨酯片等药，症状略缓解。近5天，因与别人争执而症状加重，胸闷如窒，胸痛彻背，伴气短，咽中如有物阻，咯之不出，咽之不下，服上药收效欠佳。查舌质暗苔薄黄，脉弦涩。

检查：心电图示下壁、前侧壁心肌缺血。

诊断：中医诊断：胸痹（肝气郁结，痰浊痹阻）。

西医诊断：冠心病。

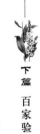

下篇 百家验方

241

治则：疏肝解郁，逐瘀化痰，益气养阴。

方药：疏肝逐瘀汤加减。处方：香附 15g，川芎 15g，柴胡 15g，郁金 15g，五灵脂 15g，红花 15g，当归 15g，人参 15g，蒲黄 10g，丹参 20g，延胡索 12g，厚朴 12g，姜半夏 9g。服 3 剂后，胸痛、胸闷明显减轻，继服 10 剂后，症状消失，后以本方制成丸剂巩固疗效。2 月后复查心电图正常。

〔见《陕西中医》，2009，30（2）：146～147〕

【按语】

冠心病心绞痛的基本病机为本虚标实，本虚以心之阴阳气血不足为主，标实包括气滞、血瘀、痰浊、寒邪等，其中气滞居各因之首。肝气郁滞，疏泄失调，不仅能影响血液的正常运行，产生瘀血，而且可以化火炼津生痰，同时也可以横逆克土，影响脾之运化，聚湿生痰，导致气滞。血瘀、痰浊交织为患，且互为因果，最终导致血脉瘀阻，气血运行受阻，故见胸闷、胸痛、气短等症。"木郁达之"，鉴于本病的发生与肝失疏泄密切相关，故选香附、柴胡、郁金疏肝理气；川芎为血中气药，具活血理气双重功效；五灵脂、蒲黄古称"失笑散"，为治疗心痛良方；再加丹参、红花、当归活血通络止痛，并可增强前者的活血通络止痛效果。人参"补五脏，安精神，止惊悸，祛邪气"（《神农本草经》），既可补心脏之虚，又可避免理气活血之品耗伤正气。如此则气机得畅，血瘀得除，络脉得通，心虚得复，诸症尽除。

现代药理研究证明：香附、柴胡有强心、降压作用；五灵脂、蒲黄能抗动脉硬化、降血脂；丹参可扩张冠状动脉，增加其血流量，改善心肌缺血及微循环，并抗凝，促纤溶，抗血小板聚集，提高机体耐缺氧能力；川芎、红花等均可扩张冠状动脉，保护缺血心肌，防止血栓形成；人参可消除自由基，减轻脂质过氧化反应。诸药合用，可改善心肌缺血，改善心功能。

16. 姜春华治冠心病验方二

【方源】

《内科名家姜春华学术经验集》〔姜光华，等．上海中医药大学出版社，2003〕

【药物组成】

黄附块9g　黄芪15g　仙灵脾9g　牡蛎9g　熟地黄15g 枳壳9g　菟丝子9g　枣仁15g　五味子9g　夜交藤30g　丹参15g

水煎服，每日1剂，分早晚服用。

【功效】

温补心肾，摄神固脱。主治冠心病，心动过缓，心力衰竭等。

【验案】

江某，男性，60岁，初诊日期1981年9月12日。

主诉：胸闷、气短、心悸反复发作1月余。

病史：患者因冠心病、心力衰竭入院，住院1月余，心悸、胸闷、气短反复发作，虽盛夏仍畏寒，汗出而怕冷更甚，眩晕，乏力，睡眠不佳，有时腰酸、小溲频数清长。舌淡胖，舌质紫暗，苔薄白腻，脉沉细。

检查：血压偏低，体温 36℃，心率 48 次/分。

诊断：中医诊断：胸痹，心悸（心肾阳虚，心神失守）。

西医诊断：冠心病，心动过缓，心力衰竭。

治则：温补心肾之阳，收摄外脱之神。

方药：验方 7 剂，每日 1 剂，水煎服，分早晚两次温服。

二诊（9 月 19 日）：畏寒汗出好转，心悸轻微，体温回升至 36.5℃，苔仍暗，感乏力。原方加当归 9g、党参 9g。再服 14 剂后，诸恙消失，血压、心律均正常，苔转薄腻，脉细缓，脉率 66 次/分。

〔见《内科名家姜春华学术经验集》第 89~90 页〕

【按语】

本方本案为名老中医姜春华的验方验案。姜老认为：年老力衰或久病之人，阳气虚弱，心君失于温养，则心神不守而发为惊悸怔忡、心中空虚、惕惕而动、面色苍白，胸闷气短。心脉赖阳气以温煦鼓动，阳气不足则形寒肢冷，脉来散大或虚迟过缓。心阳之虚，其本在肾，因肾主一身阴阳，为水火之脏，生命之根，肾中真阳不足，则不能振奋鼓舞心阳，致心神散越，心脉失常。故姜老对冠心病合并心律失常阳虚证的治疗，推崇以附子、仙灵脾、熟地黄、党参、黄芪等温壮肾元，振奋心阳；以龙骨、牡蛎、枣仁、五味子等宁神定惊，安抚心脉，而使肾阳充、心阳振，心神得敛，心脉得常。

17. 增率汤

【方源】

华明珍用补肾活血法治疗冠心病心律失常的经验〔戚宏.山东中医杂志，1997，16（6）：274～275〕

【药物组成】

炮附子 10g　淫羊藿 10g　细辛 3g　黄芪 18g　川芎 10g
党参 12g　当归 10g　枸杞子 10g

水煎服，每日 1 剂，分早晚服用。

【功效】

温脾补肾，活血通脉。主治冠心病，心动过缓，早搏等。

【验案】

某，男性，61 岁，初诊日期不详。

主诉：心慌胸闷 5 年，加重 3 天，入夜尤甚。

病史：患者诉心慌胸闷 5 年，加重 3 天，入夜尤甚，伴身倦欲寐、畏寒怕冷，舌质暗淡，边有瘀斑，脉沉细结。

检查：心率 54 次/分，律不整，早搏 6 次/分，未闻及病理性杂音。心电图示：陈旧性下壁心肌梗死，窦性心动过缓，频发室性早搏。

诊断：中医诊断：胸痹，心悸（肾阳亏虚，心血瘀阻）。

西医诊断：冠心病，心动过缓，早搏。

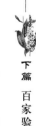

治则：温壮肾元，活血通脉。

方药：增率汤加减。处方：炮附子 12g，淫羊藿 10g，黄芪 18g，党参 10g，川芎 10g，当归 10g，枸杞子 10g，炙甘草 10g。水煎分 2 次服，日 1 剂，连服 6 剂。

二诊：诸症若失，体力渐增，心率上升至 61 次/分，律整。继用上方加减以资巩固。

〔见《山东中医杂志》，1997，16（6）：274~275〕

【按语】

本方本案为华明珍老中医的验方验案。本案患者为冠心病伴缓慢型心律失常，以心慌胸闷、畏寒肢冷、舌质暗淡、脉沉细结等阳虚血瘀之症突出。华老四诊合参，认为病属肾阳亏虚、心血瘀阻，予以附子、淫羊藿温阳补肾、散寒通脉；脾为后天之本，肾阳虚可以累及脾阳，加入黄芪、党参补脾益气、温运脾阳；佐以川芎活血化瘀，标本兼顾。华老选方用药注重阴阳互补，故投当归、枸杞子补血养阴。诸药合用，使肾阳得复，心阳旺盛，气血流畅，心有所养，则悸痛自止。

18. 赵绍琴治冠心病验方

【方源】

《中医古今医案精粹选评·赵绍琴临证验案精选》（第二册）〔彭建中．学苑出版社，1998〕

【药物组成】

北沙参 30g　麦门冬 15g　枸杞子 15g　淡附片（先煎）12g　熟地黄 18g　桂枝 9g　仙茅 9g　仙灵脾 9g　菟丝子 12g　党参 9g　金樱子 10g

水煎服，每日 1 剂，分早晚服用。

【功效】

养心阴，通心阳，补肝肾，泄虚热。主治冠心病，病态窦房结综合征，心动过缓等。

【验案】

张某，男性，43 岁，初诊日期 1973 年 8 月 22 日。

主诉：反复发作心慌、心悸、头晕、憋气、心前区不舒甚则停跳十月余。

病史：患者自 1972 年 6 月始，反复发作头晕、憋气、心悸、心前区不舒及停跳现象，平时心率 40～50 次/分，而上述症状发作时心率 35～40 次/分，伴有停跳 5～8 次/分。自 1973 年 5 月起发作频繁，每次患病持续 2～3 小时。经诊为"病态窦房结综合征"，曾住院两个月，用阿托品、异丙基肾上腺素等各种西药治疗，效果不好。后医院主张患者安装人工心脏起搏器，但患者考虑安装起搏器后，影响今后劳动，故不同意安装，故来找中医诊疗。现症见：阵阵心慌，胸闷憋气，心烦，夜寐多梦，舌尖红，舌体瘦，脉沉迟，按之弦细且滑。

检查：血压 16/10.7kPa，心率 46 次/分，发育正常，呼吸平稳，颈静脉无怒张，两肺（-），心界不大，心律整，心脏各瓣膜区未闻及病理性杂音。腹部无压痛，肝脾无触及，下肢无水肿。

诊断：中医诊断：胸痹，心悸（肝肾阴虚，虚热上扰，心阴不足，心阳不振）。

西医诊断：冠心病合并病态窦房结综合征。

治则：养心阴，通心阳，补肝肾，泄虚热。

方药：北沙参30g，麦门冬15g，枸杞子15g，淡附片（先煎）12g，熟地黄18g，桂枝9g，仙茅9g，仙灵脾9g，菟丝子12g，党参9g，金樱子10g。6剂。每日1剂，水煎，分两次口服。服中药时，停用一切西药。

二诊：服药6剂后，自觉症状明显好转，胸闷憋气未发作，心脏无停跳现象，心率50次/分。8月29日来复诊，由别的医生应诊，认为病属心阳不足，改用辛温、壮阳、益气药物，用淡附片30g，黄芪24g，桂枝15g，麻黄6g，细辛6g等。方中以益气升阳温阳药为主，缺少育阴药，且无调整升降药物，故服药后，又出现胸闷憋气及心跳暂停现象，心率降至40次/分。

三诊（9月2日）：仍按初诊方，以本方加白芍15g，连服10剂，症状好转，未发生心慌憋气及头晕现象，心率上升至50~60次/分。继而连续服此方30剂，病情稳定，无不适症状发生，心率维持在60次/分左右。

〔见《中医古今医案精粹选评》（第二册），第1233 - 1234页〕

【按语】

冠心病合并病态窦房结综合征是现代医学的一个难治病，严重者必须安装人工起搏器。治疗本病，中医的特色优势仍然是辨证施治，本案患者除了自觉症状心悸、胸闷、头晕外，主要是脉象迟缓，甚至出现停跳现象。但脉迟不等于阳虚，根据其舌尖红、舌体瘦、心烦多梦来看，是阴分不足，兼有郁热，故用调整阴阳、平衡升降的方法，从阴中求阳。张景岳云："善补阳者，必欲阴中求阳，则阳得阴助而生化无穷"。故用熟地黄、沙参、麦门冬、枸杞子、菟丝子滋阴填精，配以桂、附、仙茅、仙灵脾壮阳益命门之火，可见深得阴阳互根之妙，故服后即效，心率增加。而二诊由其他医生应诊后，以脉迟为阳虚，改用单纯补阳的方法，希求速效，反致心率下降，诸症再现。故三诊在初诊方上重加白芍，以救劫伤之阴，则又趋好转。因此，中医临床治病，应据证分析，随证用药，不拘于成见。

19. 夏翔治冠心病验方

【方源】

《历代名医医案精华》〔夏翔，等．上海人民出版社，2004〕

【药物组成】

党参15g　黄芪30g　当归12g　川芎12g　熟地黄15g　附块（先煎）9g　肉桂（后下）3g　桂枝15g　干姜6g　仙灵脾12g　淮山药12g　白扁豆12g　炙甘草6g　大枣7枚　水煎服，每日1剂，分早晚服用。

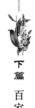

【功效】

益气温阳，健脾强心。主治冠心病，病窦综合征，心动过缓等。

【验案】

仇某，女性，49 岁，初诊日期不详。

主诉：心胸窒闷、夜间为甚 2 年。

病史：患者自觉心胸窒闷，夜间加重 2 年，伴气短心悸，肢冷畏寒，大便溏薄，舌暗淡，苔薄，脉细迟。24 小时心动图提示病态窦房结综合征，夜间心率 38 次/分，伴窦性停搏。平时心率 48 次/分左右，常服阿托品以提高心率。

检查：24 小时心动图提示病态窦房结综合征，夜间心率 38 次/分，伴窦性停搏。平时心率 48 次/分左右。

诊断：中医诊断：胸痹（心肾阳虚，胸阳不振，心脉痹阻，脾虚失运）。

西医诊断：冠心病，病态窦房结综合征。

治则：益气通阳，活血通脉，健脾助运。

方药：验方 14 剂。每日 1 剂，水煎服，分早晚两次温服。

二诊：药后，胸闷气短依然，大便渐实，舌暗淡，苔薄，脉细迟。继以原方，加丹参 30g，红花 12g，瓜蒌皮 15g。活血除痹，再服 14 剂，煎服法同前。

三诊：药后，胸闷好转，四肢渐温，大便已实，自测心率 50 次/分，舌淡苔薄。以二诊方药去淮山药、白扁豆，加三七粉（冲服）2g，荜茇 9g，麻黄 9g。活血通阳鼓脉，前后调治 5 月，胸闷心悸明显好转，心率维持在 56 ~ 60 次/分，苔薄，脉弦软，疗效巩固。

〔见《历代名医医案精华》，第 869～870 页〕

【按语】

本方本案为夏翔老中医的验方验案。本案冠心病合并病窦综合征当属于"胸痹"范畴，心肾阳虚是其根本。心主血脉，蕴育胸阳；肾主命门，内寓元阴元阳。心阳之虚，其本在肾，盖肾主一身阴阳，为水火之脏，生命之根。肾中真阳不足，则不能振奋鼓舞心阳；心肾阳虚，则寒凝气滞，营血运性受阻，故见胸闷、气短、畏寒、肢冷、脉细迟等症。元·滑寿《诊家枢要》说"迟，不及也……为阴胜阳亏之候，为寒，为不足"。治疗则以温补心肾、活血通脉为主，根据阳虚的程度、标本的转化和兼证的有无，灵活遣方用药。本方用药注重保护元气，不仅仅用温通之品，因生机之原动力来源于元气，故补脾肾之元，养气血之根极为重要。方用党参、黄芪、熟地黄、当归、仙灵脾、淮山药、白扁豆等益气补元，健脾补肾；附子、干姜、肉桂、桂枝、麻黄温通心肾之阳；活血化瘀药有当归、川芎、红花等。理法相应，配伍得当，临床疗效颇佳。

20. 路志正治冠心病验方

【方源】

《古今名医临证金鉴·心悸怔忡卷》〔单书健，等．中国中医药出版社，1999〕

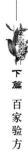

【药物组成】

太子参 10g　炒白术 10g　谷麦芽各 15g　炒神曲 12g　桔梗 6g　防风 6g　生白芍 12g　夜交藤 15g　生龙骨（先煎）20g　生牡蛎（先煎）20g

水煎服，每日 1 剂，分早晚服用。

【功效】

运脾化湿，疏肝宁心。主治冠心病，阵发性窦性心动过速等。

【验案】

李某，男性，68 岁，初诊日期 1989 年 12 月 8 日。

主诉：心悸、胸闷伴脘痞、纳呆、神疲间断发作 15 年，加重 2 月余。

病史：患者患冠心病、阵发性窦性心动过速已 15 年，间断发作，平日常感胸闷、脘痞、纳呆、神疲、夜寐不安，经用普萘洛尔、安定等药，一度好转。近两月来，心下悸动日甚，精神困顿，头晕，恶心欲吐，腹胀便溏，诸症交作，因血压低，普萘洛尔不敢久服，遂来就诊。现症见：面色垢晦，神疲肢倦，脘痞，纳谷欠馨，头晕目眩，夜不成寐，便下溏薄不爽，心情烦躁，表情焦急，舌淡红，苔白而腻，脉沉数。

检查：血压 14.7/8kPa。心电图示窦性心动过速，心率 128 次/分。

诊断：中医诊断：胸痹，心悸（木郁土壅，脾虚失运，湿浊扰心）。

西医诊断：冠心病，窦性心动过速。

治则：运脾化湿，疏肝宁心。

方药：验方6剂，水煎服，每日1剂，分早晚两次温服。

二诊（12月14日）：6剂药后，纳谷稍增，大便稍成形，余症如初，舌淡红，苔白而腻，脉沉数。继以原方服6剂。

三诊（12月21日）：药后心悸减轻，诸症缓解，夜寐转安，精神已振，面露喜悦。舌淡红，苔白略厚，脉沉而小数。守前法以原方去谷麦芽、桔梗、生白芍、夜交藤，改防风9g，加茯苓15g，山药15g，苡仁15g，莲肉12g，炒柏子仁10g，炒莱菔子9g，玫瑰花10个。水煎服，继服10剂。药后，病情大减，精神大振，面色转红润，垢晦全退，眩晕已瘥，心悸未作，心率80次/分，血压18/11.3kPa。

〔见《古今名医临证金鉴·心悸怔忡卷》第127~128页〕

【按语】

本方本案为名老中医路志正的验方验案。路老对湿滞心脉之冠心病、心律失常，常以宣、化、渗三法为治。宣，即开宣上焦；化，即芳化中焦；渗，即渗利下焦。三焦同治，而收事半功倍之效。而本方主要针对脾虚失运、湿浊内生扰心而设，以太子参、炒白术、莲肉健脾益气养心；苡仁淡渗利湿；谷麦芽、炒神曲健脾祛湿；防风既能祛风胜湿，又能疏肝解郁；桔梗载药上浮，以宣通气血；白芍、夜交藤、生龙牡以柔肝安神。诸药合用，共奏运脾化湿、疏肝宁心之效。本案患者诸症正是脾虚失运，湿浊扰心而致冠心病、心律失常，故以本方对因对本治疗，取得较好的疗效。临床上治疗冠心病不仅仅要辨其心脏气血阴阳不足所致，而且要辨其湿浊、痰饮扰心，或瘀血阻脉所致之冠心病。

21. 定心汤

【方源】

华明珍用补肾活血法治疗冠心病心律失常的经验〔戚宏.
山东中医杂志，1997，16（6）：274~275〕

【药物组成】

何首乌12g　　延胡索10g　　三七粉（冲）3g　　苦参15g
珍珠粉（冲）3g　　炒酸枣仁15g　　淫羊藿6g

水煎服，每日1剂，分早晚服用。

【功效】

滋阴补肾，活血复脉。主治冠心病，心房纤颤，心动过
速等。

【验案】

某，女性，60岁，初诊日期不详。

主诉：冠心病病史13年，心慌加重1天。

病史：患者诉有冠心病病史13年，近1天心慌加重，胸
痛时作时止，心烦躁扰，失眠多梦，大便干结。刻诊见舌质暗
红，苔少，脉促。

检查：血压22/12kPa，心率100次/分，律不整，心音强
弱不一。心电图示：心房纤颤，冠状动脉供血不足。

诊断：中医诊断：胸痹，心悸（肾阴亏虚，血脉瘀阻）。

西医诊断：冠心病，心房纤颤，心动过速。

治则：滋肾养阴，活血化瘀。

方药：定心汤加减。处方：何首乌15g，黄精10g，延胡索12g，三七粉（冲）3g，苦参18g，炒酸枣仁18g，珍珠粉（冲）3g，淫羊藿6g，甘草6g。3剂，水煎服，日1剂。

二诊：心慌消失，胸痛亦轻，心率88次/分，律整。心电图示：冠状动脉供血不足。自述仍感心烦失眠，上方加五味子10g，莲子心3g。继服6剂，心烦消失，睡眠渐酣，嘱继续服药治疗以善后。

〔见《山东中医杂志》，1997，16（6）：274~275〕

【按语】

本方本案为名老中医华明珍的验方验案。冠心病、快速型心律失常，包括房颤、心动过速等疾病，常见心慌心烦，胸痛阵作，胸闷气短，口干盗汗，腰酸乏力，头晕耳鸣，舌质暗红，少苔或无苔，脉细数促或疾。本病案属冠心病并快速型心律失常，因肾阴亏虚，瘀阻血脉而致心慌胸痛，心烦失眠，舌质暗红苔少，脉促。华老予何首乌、黄精滋阴补肾；延胡索、三七粉活血化瘀、通经止痛；苦参、珍珠母、炒酸枣仁清心安神；淫羊藿温肾壮阳、通行经络。华老强调，临证用药应始终注意补不助邪，补之能受，方为允当。因此，以上诸药配伍，育阴而无滋腻之弊，通降而无暴烈之偏，通过滋肾济心、祛瘀通络、宁心安神，使肾阴得复，心血渐充，则心能自守，神能自安，悸忡能除。

22. 真武汤加味

【方源】

《古今名医临证金鉴·胸痹心痛卷》〔单书健，等．中国中医药出版社，1999〕

【药物组成】

制附片（先煎）6g　茯苓 15g　白术 12g　赤芍 15g　桂枝 10g　炙甘草 10g　泽泻 20g　丹参 20g　郁金 10g　生龙牡各 30g

水煎服，每日 1 剂，分早晚服用。

【功效】

温肾补心，益气活血。主治冠心病、房颤、早搏等。

【验案】

李某，男性，65 岁，初诊日期 1979 年 10 月 18 日。

主诉：头晕心悸、胸痛腰痛近 20 年，加重 1 年余。

病史：因头晕心悸、胸痛腰痛收住院治疗，患者诉患有腰痛已近 20 年，此后渐有畏寒乏力、头晕心悸、耳鸣便溏等，现症见舌质暗胖，苔白且润，脉沉弦而结。

检查：血压 25.3/17.3kPa，心电图提示阵发性房颤、多发性房性早搏，胸透提示左心缘丰满。

诊断：中医诊断：胸痹，心悸（心肾阳虚，气阴不足，夹有瘀血)。

西医诊断：冠心病，高血压，心律失常，肾功能不全。

治则：温肾补心，益气活血。

方药：真武汤加减。上方每日1剂，水煎服，早晚各1次。服30余剂药后，胸痛心悸明显减轻，再投苓桂术甘汤、炙甘草汤、生脉散加减40余剂。出院前胸痛未作，诸症减轻，血压19.5/13.3kPa，心电图已大致正常。

〔见《古今名医临证金鉴·胸痹心痛卷》，第100～101页〕

【按语】

本案是方药中教授的验案，方氏治疗冠心病，强调应正确认识该病原发与继发的关系，原发病的病机是决定疾病发展变化的主要方面，治疗中应详尽分析病史，以治本溯源。本案患者先有腰痛病史20余年，继则出现头晕心悸、胸痛便溏等症，故考虑本病原发在肾，波及心肝脾。胸痛虽为冠心病的主要临床表现，但只有伏其所主而先其所因，才能通过治本而达到治标的目的。如明·张景岳《类经》中所说："五脏之滞，皆为心痛，刺治分经，理甚明悉"；"但得其本，则必随手而应"。本案患者经分析病史，知原发在肾，寒水上乘于心，故治以真武汤加减。方氏认为：临床上多数冠心病患者的发病部位、致病原因，乃至年龄、体型、季节气候特点等都与心肾两脏密切相关，故特别重视心肾两脏的调治。

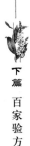

下篇 百家验方

23. 十味温胆汤

【方源】

《古今名医临证金鉴·胸痹心痛卷》〔单书健,等. 中国中医药出版社,1999〕

【药物组成】

党参 15g　生地黄 30g　菖蒲 15g　远志 15g　半夏 25g　陈皮 12g　茯苓 20g　甘草 6g　竹茹 12g　枳实 12g

水煎服,每日 1 剂,分早晚服用。

【功效】

养肝温胆,气阴双补,清泻肺胃。主治冠心病,心律失常等。

【验案】

柴某,男性,54 岁,初诊日期 1978 年 11 月 27 日。

主诉:心悸气短、胸中闷痛数年,伴腰痛耳鸣、汗出淋漓等。

病史:患者素有眩晕失眠、自汗盗汗,近年来心悸气短、胸中闷痛、腰痛耳鸣、汗出淋漓等收住院。现症见舌红苔黄腻,脉迟数不一而呈弦滑之象。

检查:心率 36～150 次/分,心律不齐;心电图提示交界性心动过速,完全性右束支传导阻滞。

诊断：中医诊断：胸痹，心悸（心肾不足，肝胆气虚）。

西医诊断：冠心病，心律失常。

治则：养肝温胆，气阴双补，清泻肺胃。

方药：上方每日1剂，水煎服，早晚各服1次。上药服用30余剂后，诸症减轻，又酌加生脉散、酸枣仁汤、生石膏等继服，经4个月治疗后，临床症状明显好转，心率稳定在62～80次／分，心电图正常。

〔见《古今名医临证金鉴·胸痹心痛卷》，第105～106页〕

【按语】

本方本案是方药中教授的验方验案。五脏是不可分割的一个整体，任何一脏的病变都或多或少会对其他脏器产生影响。心痛胸痹类证的发生，是脏器虚损，由轻而重，久病不愈，相互影响的过程。因此，方氏主张见微知著，未雨绸缪，以全局观点分析病机，判断转归，积极地治疗"未病"。如本案患者胸痹证主要由于肝胆气虚、心肾不足而致，因肝藏魂，胆主决断，肝胆不济则魂不守舍而决断不能，而出现眩晕失眠，脉数不均，其原发病在肝胆，继发证在心肾不足，而出现心悸气短、汗出淋漓、腰痛耳鸣等症。根据五脏相关的理论，可知肝气不足会导致肺乘和脾侮，故补肝时佐以清泻肺胃。在本方中，如陈皮、竹茹、茯苓、半夏、枳实均有清肺胃之功，清泻肺胃有利于肝气的恢复。故所谓温胆，此即在于治疗未病。本案的治疗一方面重用党参、生地黄等益气养阴以缓图其本，另一方面又重用温胆汤、石膏等清泻肺胃以温其胆，两者并行不悖，相得益彰。

24. 吴德兴治冠心病验方

【方源】

《古今名医临证金鉴·胸痹心痛卷》〔单书健，等．中国中医药出版社，1999〕

【药物组成】

葛根 30g　桔梗 15g　细辛 3g　桂枝 15g　全瓜蒌 15g　皂角刺 15g　片姜黄 15g　代赭石 30g　九香虫 8g　大黄 15g　黄芪 30g　益母草 30g

水煎服，每日 1 剂，分早晚服用。

【功效】

宣肺调气，通阳祛痰，益气化瘀，通利止痛。主治冠心病，心律失常等。

【验案】

蔡某，男性，56 岁，初诊日期 1992 年 3 月 6 日。

主诉：冠心病 5 年，心痛、胸闷频发半月余。

病史：患者患冠心病 5 年，心痛、胸闷反复出现，需含服消心痛方能缓解，近半月心痛频发，痛甚汗出，前医叠投宽胸止痛、活血化瘀之品，心痛不愈。遂请吴老会诊，症见：心痛持续不减，痛引胸背，伴心悸不宁，气短乏力，烦躁不安，腹胀嗳气，大便不通，舌暗红，苔白腻，脉弦滑而结。

检查：心电图示频发室性早搏，心肌缺血。

诊断：中医诊断：胸痹，真心痛（肺气壅滞，痰瘀互结，阳微脉痹）。

西医诊断：冠心病。

治则：宣肺调气，通阳祛痰，益气化瘀，通利止痛。

方药：验方每日 1 剂，水煎服，早晚温服。服药 2 剂后，心痛缓解，胸闷腹胀减轻，大便已通。继守上方，大黄用量改为 6g，连服 15 剂后，心痛消失，复查心电图，心肌缺血改善，频发室性早搏消失。随症加减治疗 1 个月，除偶有胸闷不适外，未发生心绞痛。为巩固疗效，用上方研末制蜜丸，每次 6g，每日 2 次，半年后随访，心痛未见复发。

〔见《古今名医临证金鉴·胸痹心痛卷》，第 152～153 页〕

【按语】

冠心病心绞痛以气机失调、胸阳不振为主要病机，心脉瘀滞为主要病理表现。气滞血瘀，理当行气活血，阳微阴弦，应当通阳宣痹，但用常规治法也尚有心痛不愈者，乃未能见病治因之故。心痛虽然病位在心，但细究其病源，吴老认为："由于脏腑相关，心与诸脏腑均有内在的关系，尤其与肺之阳气关系甚为密切，肺之阳气和心之阴血本相通，不仅在生理上一畅则俱畅外，而且在病理上一滞则俱滞"。肺之阳气虚可导致胸中阳微，痰浊上乘，气虚脉痹，出现气短、心悸、脸色苍白、脉细而结、心痛持续不减之证候；肺之阳气滞亦可造成心阳不通，酿痰成瘀，心脉瘀塞，出现胸闷、腹胀呃气、脉沉而代、心痛反复加重之症状。如本案患者诸临床表现，均为肺气壅滞、痰瘀互结、阳微脉痹之证，吴老临证喜重用葛根 20～30g，宣调肺气，畅达气机，且葛根能升提心肺之气，又能宣通心肺之血；本方还以细辛配桂枝，两者皆入心肺二经，具有温心肺之阳，通阳化气，温通经脉，活血止痛之功，止心痛作用颇佳，细辛用量一般为 3～4g，桂枝用量一般为 15～20g，二药的比例为 1：5；大黄配伍皂角刺，大黄可通腑气，又可利肺气，还可化心瘀，皂角刺宣肺通窍、除痰祛浊，两药合用，起到肺气宣通，通则不痛之效。

25. 邹云翔治疗冠心病验方

【方源】

《胸痹心痛古今名家验案全析》〔李东晓．科学技术文献出版社，2004〕

【药物组成】

炙黄芪 9g　红参 9g　南沙参 12g　白蒺藜 9g　旋覆花（包煎）6g　海蛤粉（包煎）6g　炙紫菀 6g　川贝母 15g　紫苏子 9g　半夏 5g　合欢皮 30g　炙远志 6g　牡蛎 30g　茯苓 12g　茯神 12g　熟枣仁 12g　枸杞子 12g　制附片 1.5g　炙甘草 5g

水煎服，每日 1 剂，分早晚服用。

【功效】

补肺养心，疏郁豁痰。治疗冠心病心绞痛等。

【验案】

郦某，男性，50 岁，初诊日期 1961 年 3 月 3 日。

主诉：胸闷、心前区疼痛 2 年余。

病史：患者患有阵发性心动过速 10 年，工作紧张或劳累之后则发作频繁。有高血压病史 5 年。两年前心动过速发作时，出现胸闷、心前区疼痛感，甚至手足厥冷，口唇发绀，每次发作时间由起初的半小时，逐渐延长至 2 小时以上。心绞痛发作时，含服硝酸甘油类药物可以缓解，然反复使用后，疗效减弱。近 1 周来，心绞痛频发，难以控制。现症见：心前区绞痛频发，胸闷气短，夜寐不佳，大便不畅，四肢发麻作冷，头部亦觉麻木时有。舌苔色白，脉弦滑而数，右部尤甚。

检查：心电图检查示冠状动脉粥样硬化性心脏病、心绞痛。

诊断：中医诊断：胸痹（肺气不敛，湿痰内蕴，气郁不宣）。

西医诊断：冠心病心绞痛。

治则：补肺养心，疏郁豁痰。

方药：验方 20 剂，水煎服，早晚两次温服，每日 1 剂。投上方后，约 20 分钟，胸中觉有气体沸腾，似痛非痛，再过 20 分钟，觉有气体向下，少腹隐痛，痛则大便 1 次，当夜睡眠改善，胸闷短气改善，心绞痛未作。连续服用 20 剂后，心痛、胸闷、气短等症消失，头部和四肢麻木感亦显著好转。后以原方 10 倍量，益以核桃肉、补骨脂、鹿角胶，炼蜜与冰糖作膏剂调治，疗效巩固，心绞痛未发。

〔见《胸痹心痛古今名家验案全析》第 193～194 页〕

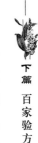

【按语】

患者心肺两虚，气虚不得输布津液，聚为痰湿，阻于胸中，气机升降出入失常，故见胸闷、气短。痰湿痹阻，气血瘀滞，脉道不通，不通则痛而见心前区疼痛。邹老认为肺气不敛，心血耗亏是病之本，湿痰内蕴，气郁不宣，乃病之标。当治以补肺气，开心气，养心神，疏郁豁痰，标本兼治。方用黄芪、人参、沙参补心肺气；白蒺藜破瘀散结，旋覆花通络消痰，紫菀、贝母、半夏、苏子、蛤粉开郁化痰，降气散结；枸杞子补精气、利大肠；牡蛎、茯神、茯苓、远志、枣仁、合欢皮用以安神；附片辛散温通、走而不守，通行十二经脉，以解四肢逆冷；甘草益气缓中，调和诸药。

26. 生脉散加味

【方源】

《胸痹心痛古今名家验案全析》〔李东晓．科学技术文献出版社，2004〕

【药物组成】

党参 10g　麦冬 10g　五味子 10g　柏子仁 10g　桂枝 10g　葛根 10g　丹参 30g　菖蒲 10g　郁金 10g　羌活 10g　菊花 10g　木香 10g　生山楂 15g　钩藤（后下）15g　桑寄生 20g

水煎服，每日 1 剂，分早晚服用。

【功效】

温阳育阴，化瘀止痛，平肝通络。治疗冠心病心绞痛、高血压等。

【验案】

王某，女性，58 岁，初诊日期 1992 年 9 月 4 日。

主诉：高血压伴心前区发作性疼痛 7 年。

病史：患者于 1985 年发现血压增高，口服复方降压片、硝苯地平等，血压可维持在 19 ~ 21/12 ~ 13kPa。数月后出现心前区发作性疼痛，心电图诊断为冠心病。近 5 年来，心绞痛发作频繁，每日数次，口服硝苯地平、消心痛，或舌下含化硝酸甘油亦无显效。现症见：发作性心前区疼痛，放射及后背，伴胸闷憋气，心慌失眠，后背畏冷，双手发麻，腰痛膝软，口干不欲饮，大便偏干。舌红暗，脉沉弦，脉律不整。

检查：心电图示心肌缺血。

诊断：中医诊断：胸痹（阴阳两虚，心血瘀阻，肝阳上亢）。

西医诊断：冠心病心绞痛，高血压。

治则：温阳育阴，化瘀止痛，平肝通络。

方药：生脉散加味 14 剂，水煎服，早晚两次温服，每日 1 剂。药后心绞痛明显减轻，后背不畏冷，血压基本正常。仍有胸闷、心慌，脉律不整。继以上方加川芎 10g、赤芍 15g，再服 14 剂，同时以上方配制蜜丸续服。1992 年 11 月 20 日随诊，心前区疼痛未大发作，偶有脉律不齐，饮食、睡眠二便均调。嘱守方加红花 30g，再配丸药 1 料以资巩固。半年后随访，病告痊愈。

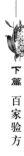

〔见《胸痹心痛古今名家验案全析》第 222~223 页〕

【按语】

本方本案为祝谌予教授治疗冠心病心绞痛的验方验案。心主血脉，有赖于心气推动和心血充盈，若心气不足则无力推动血行，血脉瘀滞，见胸闷憋气、胸痛彻背；心气虚，心血亏，心神失养故心慌不眠，心脉失养故脉律不整；后背畏冷为阳虚表现。本证为阴损及阳，阴阳两虚，兼有心血瘀阻和肝阳上亢之证。故治疗宜温阳育阴，化瘀止痛，平肝通络，方用生脉散加味。生脉散补益心之气阴；桂枝、羌活温通心阳，宣通气机；菖蒲开窍豁痰宁神；郁金活血行气、凉血清心；羌活能通过太阳经与督脉之阳而治心痛彻背；菊花能平肝明目，《日华子本草》载其能"利血脉，治四肢游风，心烦，胸膈壅塞"。羌活、菊花经现代药理研究均有扩冠作用。桑寄生能补益肝肾，钩藤清热平肝，两者有很好的降压作用。通过本方治疗，心脏阴阳得调，阴气得复，心阳宣通，肝阳得平，心脉畅通，故心痛、肝阳上亢等症悉除。

27. 定悸复脉汤

【方源】

定悸复脉汤治疗病态窦房结综合征 48 例〔骆韬．陕西中医，2002，23（12）：1087〕

【药物组成】

人参 10g　炙麻黄 10g　远志 10g　酸枣仁 10g　木香 10g

熟附子 15g　茯神 15g　细辛 3g　炙甘草 6g

水煎服，每日 1 剂，分早晚服用。

【功效】

补益心脾，化痰降浊，活血化瘀。主治冠心病，病态窦房结综合征，心动过缓等。

【验案】

杨某，男性，60 岁，初诊日期 1999 年 10 月 5 日。

主诉：反复胸闷、心悸 1 年余。

病史：患者 1 年来反复胸闷，心悸，自汗，纳呆，肢体乏力，气短懒言，头晕而眩，面色苍白，偶有晕厥，舌质淡、边有齿痕。曾来本院门诊，心电图示：窦缓，心率每分钟 40 次左右，ST 段压低 0.75mm。给予阿托品等治疗，效果不佳。建议安装起搏器，因经济等原因拒绝。

检查：24 小时动态心电图示：平均心率 39 次/分，有窦性停搏 10 余次，每次持续 6 ~ 8 秒。阿托品试验（ + ）。

诊断：中医诊断：胸痹，心悸（心脾阳虚，痰瘀互阻，心脉不畅）。

西医诊断：冠心病，病态窦房结综合征。

治则：补益心脾，化痰降浊，活血化瘀。

方药：定悸复脉汤加减。处方：人参、炙麻黄、远志、酸枣仁、木香、白术各 10g，熟附子、茯神各 15g，细辛 3g，炙甘草 6g，黄芪 30g。共 30 剂，每日 1 剂，水煎服，分两次温服。

二诊：服用30剂后，诸症消失，阿托品试验（－）。24h
动态心电图复查：平均心率65次/分，无窦性停搏。后随诊1
年，未见复发。

〔见《陕西中医》，2002，23（12）：1087〕

【按语】

冠心病合并病态窦房结综合征，中医学虽无本病记载，但
与中医杂病中的"心悸""眩晕""厥证""胸痹"相似。病
位多涉及心、脾、肾，以心、脾、肾气阳虚为主，或兼有血
瘀、痰浊之故。治疗当以补益心脾或心肾阳气；兼化痰降浊，
活血化瘀。定悸复脉汤方中人参、附子、细辛、炙麻黄补益阳
气；佐以木香理气；茯神、酸枣仁、远志安神定悸；炙甘草调
和诸药。诸药合用共奏补益阳气，理气安神之功效。现代药理
研究亦表明人参、附子、细辛、炙麻黄均有强心，提高心率，
扩张冠脉，改善心肌细胞缺血缺氧功能的作用。但若中药效果
不佳，仍频繁发作阿－斯综合征者，建议及早安起搏器，以免
贻误病情。

主要参考文献

〔1〕素问〔M〕.北京：人民卫生出版社，1963

〔2〕东汉·张仲景.金匮要略方论〔M〕.北京：人民卫生出版社，1963

〔3〕唐·孙思邈.备急千金要方〔M〕.北京：人民卫生出版社，1998

〔4〕宋·严用和.重订严氏济生方〔M〕.北京：人民卫生出版社，1980

〔5〕东汉·张仲景.《伤寒论》〔M〕.上海：上海人民出版社，1976

〔6〕唐·孙思邈.千金翼方校注〔M〕.上海：上海古籍出版社，1999

〔7〕隋·巢元方.诸病源候论〔M〕.北京：人民卫生出版社，1955

〔8〕明·徐春甫.古今医统大全〔M〕.北京：人民卫生出版社，1991

〔9〕清·林佩琴.类证治裁〔M〕.上海：上海科学技术出版社，1959

〔10〕明·李中梓.医宗必读〔M〕.第2版.上海：上海

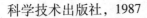

科学技术出版社，1987

〔11〕清·程国彭．医学心悟〔M〕．北京：人民卫生出版社，1963

〔12〕焦树德，路志正．实用中医心病学〔M〕．北京：人民卫生出版社，2001

〔13〕沈绍功，王承德，韩学杰．中医心病治法大全〔M〕．北京：中国中医药出版社，2005

〔14〕苏诚炼，沈绍功．现代中医心病学〔M〕．北京：北京科学技术出版社，1997

〔15〕王乐民，魏林．图说冠心病〔M〕．北京：人民卫生出版社，2003

〔16〕单书健，陈子华．古今名医临证金鉴·胸痹心痛卷〔M〕．北京：中国中医药出版社，1999